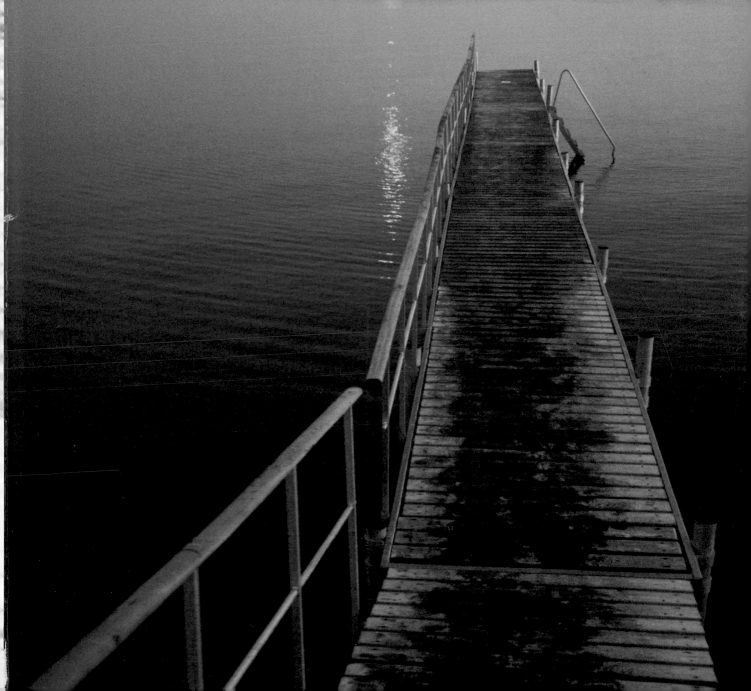

La diète
scandinave

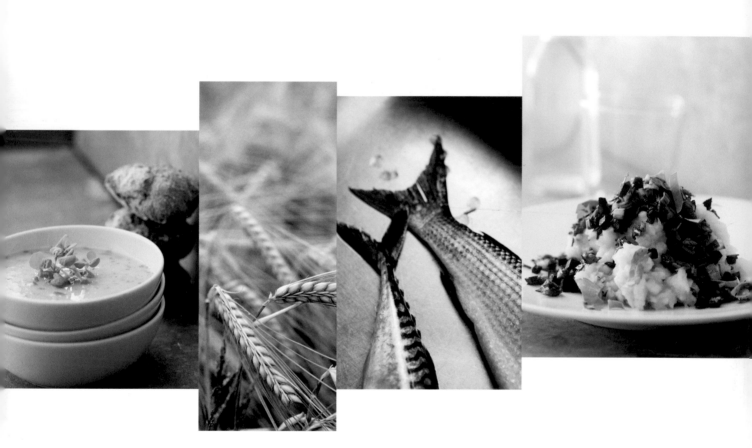

Trina Hahnemann

Photographies: Lars Ranek

La diète scandinave

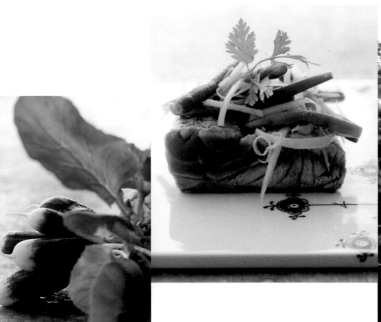
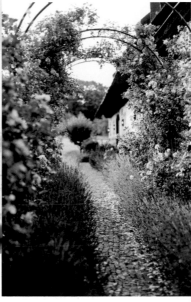
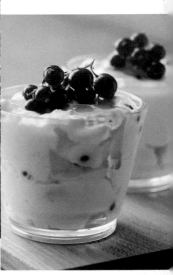

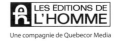

LES ÉDITIONS DE
L'HOMME

Une compagnie de Quebecor Media

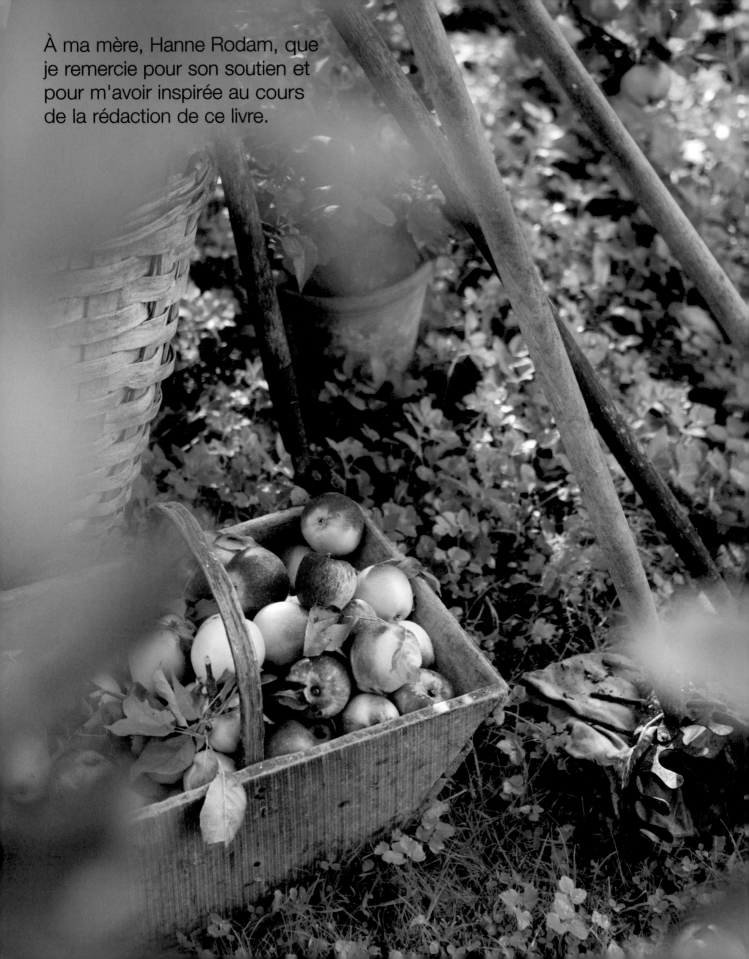

À ma mère, Hanne Rodam, que je remercie pour son soutien et pour m'avoir inspirée au cours de la rédaction de ce livre.

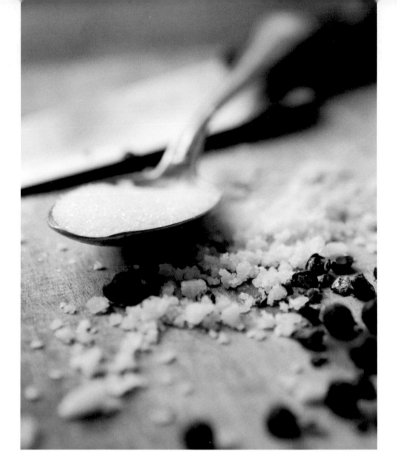

Avant-propos

Après avoir prodigué durant de nombreuses années des conseils sur la façon de se nourrir sainement en adoptant la diète méditerranéenne, je vous présente maintenant la diète scandinave, tout aussi bienfaisante. En effet, ce régime, excellent pour la santé, convient aux habitants des régions septentrionales de notre planète et est également adapté à toute personne qui souhaite se nourrir et vivre sainement. Il est aussi bénéfique qu'une alimentation composée de produits issus de son propre jardin, car il est constitué d'ingrédients frais comme le chou, les pommes de terre, le raifort, l'aneth, les orties, l'orge, l'épeautre, l'avoine, mais aussi le maquereau, la morue, le saumon…

Dès l'enfance, j'ai mangé de bons produits locaux chez ma grand-mère et mes parents. Puis, durant quelques années, je fus attirée par différentes cuisines étrangères à la fois saines et regorgeant de saveurs nouvelles. Depuis sept ou huit ans, cependant, je suis revenue à mes racines et j'élabore de nouvelles recettes en y intégrant des éléments des cuisines du monde entier. L'adoption d'un mode de vie très sain me permet de rester en forme et de conserver un poids stable en dégustant de bons plats maison, composés d'ingrédients de saison – que j'achète, cuisine et mange avec discernement.

Ainsi, manger des fraises hors saison ne me procure aucune satisfaction: je préfère les consommer durant trois à cinq semaines par an et les apprécier réellement. Lorsque la saison des fraises est passée, je privilégie un autre fruit. Le corps, selon moi, a besoin d'un régime basé sur les produits de saison, et donc naturellement équilibré.

La diète scandinave est aussi une manière différente de cuisiner et de manger: elle consiste à préparer soi-même ses repas, avec des ingrédients frais – et éventuellement à confectionner son propre pain. En matière de régime alimentaire, l'essentiel est d'exercer un contrôle optimal sur ce que l'on mange. Ce qui devient possible lorsque l'on cuisine soi-même ses repas. À la maison, nous mangeons beaucoup de produits de saison, et lorsque nous souhaitons prendre un repas léger, nous cuisinons simplement un plat de pâtes accompagnées de légumes de saison – souvent des pâtes à base de céréales traditionnelles telles que l'épeautre ou le seigle, aliments actuels et sains.

Chez nous, la cuisine est non seulement l'endroit où j'élabore mes recettes, mais aussi celui où nous aimons nous rassembler pour discuter, recevoir nos voisins pour une visite impromptue. Il s'agit d'un lieu plein de vie: on y prépare les repas, on se parle, on mange, et on apprécie d'être ensemble.

Informez-vous sur les saisons et leurs différents produits. Repérez les marchés situés près de chez vous. Vous pouvez également vous abonner à un réseau de livraison de paniers de légumes ou, si vous avez un jardin, cultiver vos propres légumes. Il n'est pas nécessaire de confectionner des plats sophistiqués ou composés d'ingrédients compliqués à trouver. Il suffit de se nourrir en fonction des saisons, de cuisiner des plats maison et d'apprécier ce que l'on mange. Prendre le temps de profiter de la vie!

Bon appétit!

Trina Hahnemann

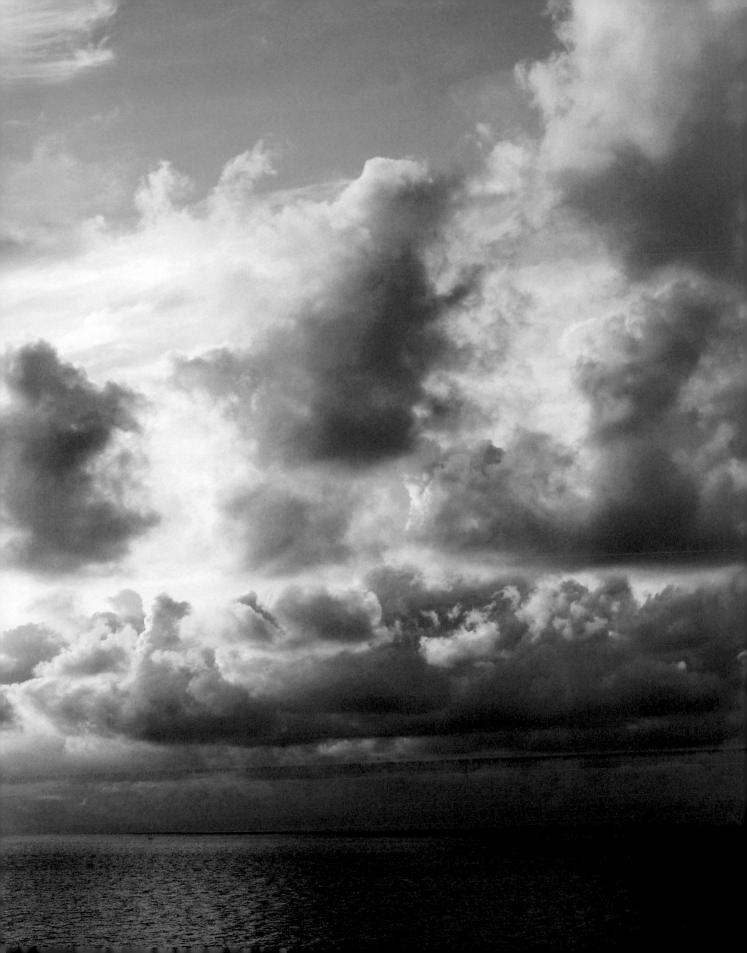

Qu'est-ce que la diète scandinave ?

Les pays de l'hémisphère Nord possèdent une tradition culinaire dont les bienfaits ont trop longtemps été éclipsés par ceux des cuisines d'autres pays, considérées comme supérieures. Or, redécouvrir notre patrimoine culinaire s'avère avantageux à bien des égards, y compris sur le plan de la santé.

Les principes de la diète scandinave

- Préparer des repas équilibrés composés de céréales complètes et de légumes de saison.
- Savourer des plats faits maison avec des ingrédients frais et du pain maison.
- Diminuer les portions absorbées.
- Manger du poisson au moins deux fois par semaine.
- Consommer des repas végétariens deux fois par semaine.
- Manger moins de viandes, trois fois par semaine au maximum.
- Prendre quotidiennement ses repas en famille ou avec des amis.

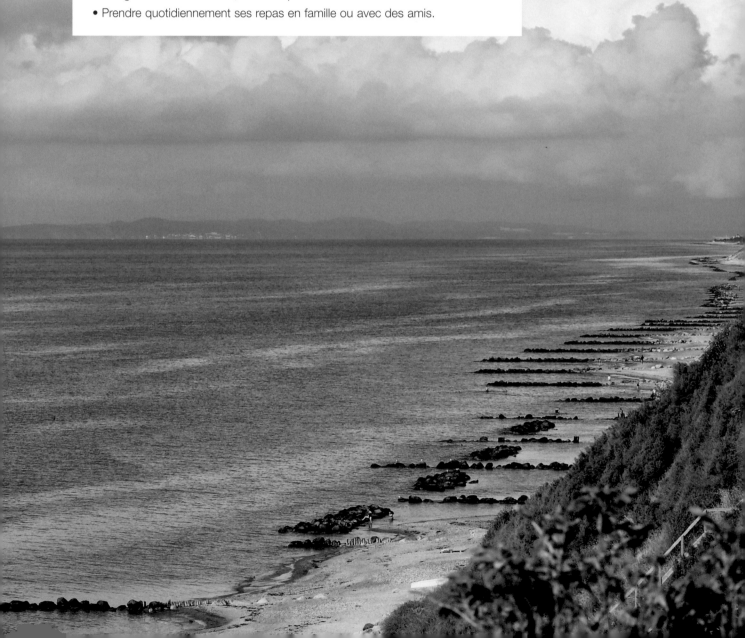

Si le régime alimentaire scandinave a des racines traditionnelles, il s'agit aussi d'un régime moderne intégrant les influences d'autres cultures. Il se compose des produits de l'hémisphère Nord, dans lequel poussent naturellement beaucoup de céréales et de légumes, qui y bénéficient de conditions de culture idéales. Dans cette partie du monde, les animaux vivent à l'état sauvage ou sont élevés de façon naturelle dans des fermes, et l'on pratique la pêche ou l'élevage des poissons d'eau froide.

Il est prouvé scientifiquement qu'un régime alimentaire équilibré composé d'une grande quantité d'ingrédients renfermant des minéraux, des vitamines, des acides gras essentiels et des composés phytochimiques ayant un effet préventif vis-à-vis des maladies permet de mener une vie plus saine et plus heureuse. Bien sûr, cela ne suffit pas. Il faut aussi diminuer les portions absorbées et consommer moins d'aliments nocifs pour la santé, notamment ceux contenant du sucre ou trop de graisses saturées. L'équilibre alimentaire permet ainsi de rester en bonne forme.

La diète scandinave offre précisément un bon équilibre alimentaire, car elle se compose de diverses céréales complètes, de légumes-racines et de légumes verts, de poissons et de gibier locaux, d'agneaux paissant dans des pâturages et de volailles élevées en plein air. De plus, elle s'appuie sur une prise de conscience écologique et un respect des saisons, incitant à se nourrir en fonction de ce que la nature a à offrir.

Les pays scandinaves se caractérisent en outre par un mode de vie offrant un équilibre entre travail, loisirs, temps consacré à la famille et moments dédiés à la cuisine et aux repas. Au Danemark, par exemple, les taxes rendent les déplacements en voiture si onéreux que toute la population roule à bicyclette, ce qui est bénéfique pour la santé, permet de faire des économies et de limiter la pollution des villes. Les habitants des pays scandinaves cuisinent encore beaucoup et font leur propre pain.

Il serait faux d'affirmer que tout était mieux autrefois. L'industrie agroalimentaire était moins développée qu'aujourd'hui, et lors des crises socioéconomiques, il n'était pas possible de nourrir correctement toute la population : manque de nourriture, alimentation peu diversifiée, rareté des légumes et des fruits, coût trop élevé de la viande pour la plupart des ménages. Les problèmes posés aujourd'hui par l'industrie agroalimentaire – qui fabrique des produits transformés contenant une grande quantité d'additifs, de sucre et de sel – résultent donc dans une certaine mesure de la nécessité de produire efficacement une grande quantité de nourriture. Cette évolution est également liée au fait que beaucoup de femmes s'étant récemment mises à travailler, elles sont moins disponibles pour cuisiner. Ce qui a laissé place à un créneau dans lequel l'industrie agroalimentaire a pu s'engouffrer.

Les connaissances dont nous disposons actuellement en matière de santé – et d'obésité notamment – nous poussent à modifier notre comportement alimentaire en devenant des consommateurs responsables : cuisiner des produits frais, délaisser les plats préparés industriels, veiller à la qualité du pain acheté – certains pains sont composés de céréales si raffinées que la mie n'a plus de goût ni de structure –, voire confectionner son pain soi-même à l'aide de farines de céréales complètes dotées de grandes qualités nutritionnelles.

Savoureuse et saine, la diète scandinave ne nécessite pas de compter les calories absorbées ou d'obéir à des règles diététiques strictes, mais donne l'occasion de renouveler son alimentation en privilégiant les produits locaux, la tradition et les goûts actuels. Les populations des pays développés n'ont jamais eu accès à une telle variété de denrées alimentaires du monde entier. Cependant, pour préserver les cultures culinaires mondiales, nous devons nous concentrer sur nos cuisines, nos traditions et nos produits locaux. Profitons donc de l'extraordinaire occasion qui nous est donnée pour remettre en question nos habitudes alimentaires quotidiennes et concevoir une diète englobant différentes traditions mais utilisant aussi des produits locaux.

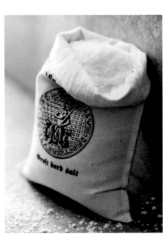
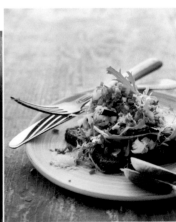

Régime et mode de vie

Il n'est pas difficile d'adopter un mode de vie plus sain, et les bienfaits en sont considérables.

Modifiez votre régime alimentaire

Cuisinez et mangez des plats aux saveurs fraîches qui ont du goût et vous donneront une impression de satiété. Préparez des mets dont les ingrédients sont identifiables et ont été cuisinés avec soin. Dressez une jolie table, asseyez-vous et prenez le temps de savourer votre repas en mangeant lentement et en appréciant l'instant présent.

Il est important de prendre trois repas par jour composés de céréales complètes, d'une grande variété de légumes et fruits, mais aussi de diminuer vos portions. Vos repas quotidiens doivent être constitués de 30 à 50 % de légumes. Entre les repas, vous pouvez prendre un en-cas – fruits frais ou secs, légumes crus, fruits à coque. Votre taux de glycémie doit rester stable : ne vous privez pas excessivement mais ne mangez que si vous avez faim.

L'équilibre et la diversité sont essentiels : ayez une diète composée d'une grande variété d'ingrédients saisonniers. De temps en temps, accordez-vous une part de gâteau fait maison, un petit verre de vin et un repas un peu plus copieux que d'habitude si vous passez un bon moment à table avec des amis. L'équilibre est la clé d'une vie saine.

Faites davantage d'exercice et passez du temps à l'extérieur

Manger sainement ne suffit pas : il est important de faire de l'exercice. Le cœur est un muscle qui a besoin d'activité ; l'exercice cardiovasculaire améliore la circulation sanguine et le bien-être psychologique, atténue le stress et permet de conserver un poids stable. Entreprenez une activité qui vous plaît, comme la marche, la natation, la course ou

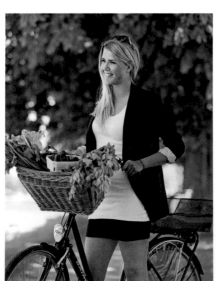

le vélo. Empruntez les escaliers dès que vous en avez l'occasion. Faites de l'exercice avec d'autres personnes. Fixez-vous des objectifs qui vous inciteront à persévérer.

Selon une expression danoise, «il n'y a pas de mauvais temps, il n'y a que des vêtements inadaptés». Les Danois font quotidiennement du vélo : pour se rendre au travail, aller faire des courses ou se promener avec leurs enfants. Il s'agit d'un bon moyen de circulation – on évite ainsi les embouteillages – respectueux de l'environnement. Si vous vous rendez à votre travail en métro, descendez à la station qui précède votre destination et terminez le trajet à pied.

Les vitamines, minéraux et antioxydants jouent un rôle essentiel dans la construction et l'entretien du corps, mais ils ne suffisent pas à garantir un équilibre global. Il est donc recommandé de respecter les conseils suivants :

Huit conseils pour vivre sainement

1 Faites de l'exercice chaque jour pendant au moins 30 minutes.
2 Évitez la nourriture industrielle et les plats préparés.
3 Mangez au moins 6 fruits et légumes par jour.
4 Consommez du pain et des céréales complètes, de la salade, des pâtes complètes et des pommes de terre quotidiennement.
5 Diminuez les graisses présentes dans votre alimentation, notamment les produits laitiers et la viande.
6 Consommez du poisson 2 à 3 fois par semaine.
7 Buvez beaucoup d'eau.
8 Évitez le sucre, notamment celui que contiennent les sodas, les confiseries, les biscuits et les gâteaux.

Mangez des produits de saison locaux

Acheter viande et produits laitiers auprès de fermes locales permet de préserver l'environnement et de consommer des aliments de qualité. Privilégier les produits biologiques ou locaux est un mode de vie en soi. L'agriculture biologique permet de ne pas surexploiter la terre et de préserver un écosystème dénué d'hormones, de pesticides et d'autres substances chimiques difficiles à recycler et nocives pour le corps.

Les œufs de poules qui trouvent leur nourriture à l'extérieur ou grappillent les restes issus des repas familiaux sont plus savoureux et donnent de meilleurs résultats à la cuisson. La viande des vaches élevées dans des fermes où les agriculteurs veillent à la qualité des pâturages et de l'ensemble de l'écosystème et où les animaux disposent d'une herbe excellente contenant du trèfle est beaucoup plus goûteuse que celle des animaux nourris d'aliments industriels et engraissés à un rythme rapide. Quant aux légumes, s'il ne vous est pas possible de cultiver les vôtres, vous pouvez vous abonner à un réseau de distribution de paniers ou vous approvisionner auprès de marchands de primeurs ou de marchés locaux. Préférez les poissons qui ne sont pas en voie de disparition et les produits issus du commerce équitable.

Je soutiens le commerce local tout en étant réaliste : au Danemark, le pays dans lequel je réside, certains aliments n'étant pas disponibles toute l'année à l'échelle locale, il est nécessaire de s'approvisionner en partie dans d'autres régions. Le vin, le café et le thé me manqueraient beaucoup si je ne devais acheter que des produits locaux. Il convient de trouver un équilibre. En France, de nombreux produits de saison sont disponibles dans différentes régions. Il est donc facile de s'approvisionner localement.

Prenez vos repas en commun

Se nourrir doit être un plaisir, non un fardeau, et un repas peut être l'occasion de se réunir. Il est extrêmement important qu'une famille se retrouve régulièrement autour d'une table. De même, partager un repas avec des amis permet, entre autres, d'évoquer ensemble ses objectifs dans l'existence et diverses petites anecdotes. Il est en outre communément admis que l'obésité est moins répandue dans les pays où les repas sont pris en commun.

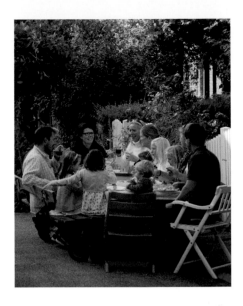

Vous bénéficierez d'une meilleure qualité de vie et donc d'une meilleure santé si vous respectez quelques conseils. Préparez vous-même vos repas ; si vous cuisinez des plats sains avec des ingrédients frais, votre corps en tirera immédiatement les bénéfices. Prenez régulièrement vos repas en famille autour d'une table joliment dressée. Lorsque j'évoque ce sujet, l'on me répond fréquemment : « Nous n'avons pas le temps et tout le monde rentre à la maison trop tard. » Essayez de relativiser : rappelez-vous que vous avez la vie devant vous. Le temps est votre allié le plus précieux, et vous pouvez l'utiliser comme vous l'entendez.

Alimentation et changement climatique

Il incombe à chacun de nous de se préoccuper du changement climatique et du réchauffement planétaire, notamment en modérant nos déplacements en avion et en voiture. La production mondiale de viande est en outre également à l'origine d'émissions de gaz à effet de serre : il faut dix fois plus d'énergie pour produire un steak à partir d'une vache nourrie au maïs que pour produire une portion de flocons d'avoine.

La solution consiste non seulement à privilégier l'élevage de vaches nourries dans des pâturages, mais aussi à réduire considérablement la quantité do viande que nous consommons. Cela permet d'avoir un impact immédiat sur l'environnement. Il n'est pas nécessaire de manger de la viande quotidiennement : en consommer trois fois par semaine au maximum est suffisant. L'effet sera à la fois bénéfique pour votre santé et pour la lutte contre le changement climatique. En achetant de la viande, privilégiez la qualité à la quantité.

Utiliser sa voiture chaque jour pour se rendre à l'épicerie est également nuisible pour l'environnement. Contentez-vous de faire vos courses deux fois par semaine au maximum et si possible déplacez-vous à bicyclette ou à pied. Quant à la question du transport des aliments et de la distance parcourue par la nourriture que nous consommons, il faut, selon moi, la considérer avec prudence.

Quelques conseils pour lutter contre le réchauffement planétaire

- Consommez moins de viande.
- Achetez autant que possible des produits de saison.
- Privilégiez les fruits et les légumes cultivés localement, qui n'ont donc pas parcouru une trop grande distance.
- Achetez des poissons pêchés à proximité de votre région et délaissez les poissons exotiques provenant de l'autre extrémité de la planète.
- Utilisez votre voiture aussi peu que possible.

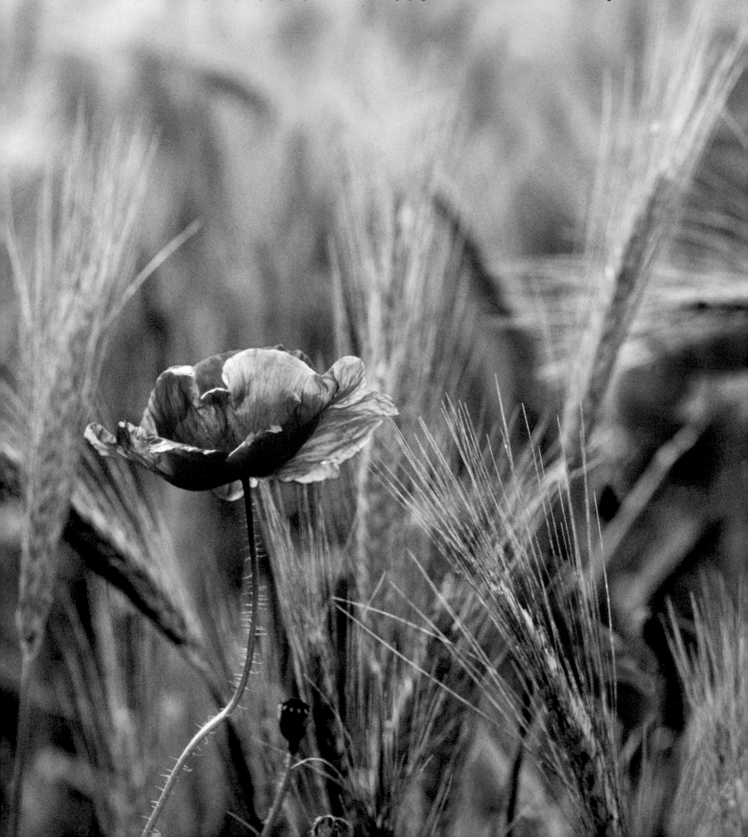

Les ingrédients de la diète scandinave

La diète scandinave est composée de produits originaires des pays septentrionaux, notamment de céréales complètes, de légumes-racines et de légumes verts, de poissons et de crustacés d'eau froide, de volaille et de gibier, de petits fruits et d'herbes. Il suffit de la compléter par quelques produits d'autres pays pour obtenir une diète très saine et équilibrée.

Céréales

Les céréales de la diète scandinave sont des céréales adaptées aux pays froids, comme l'épeautre, le seigle, l'avoine et l'orge, à la fois riches en fibres et en protéines. Veillez à consommer des céréales non raffinées ni transformées ainsi que des farines complètes de bonne qualité. Évitez le pain industriel, dénué de qualités nutritionnelles et contenant beaucoup d'additifs. Ne consommez jamais de pain dont la durée de conservation mentionnée sur l'emballage est supérieure à une semaine.

Légumes

Tous les types de choux – chou blanc, chou rouge, chou de Milan (de Savoie), chou pointu, chou frisé et chou de Bruxelles – poussent bien dans les régions froides. Ils sont savoureux, peu caloriques et peuvent être cuits de nombreuses manières différentes. Selon des scientifiques de l'université d'Oslo, leur teneur en antioxydants est nettement plus élevée que celle de nombreux autres légumes et ils constituent une bonne source d'acides gras oméga 3 et de vitamine K, qui intervient dans la coagulation du sang. Ils contiennent en outre de nombreux nutriments ayant une action préventive contre le cancer.

Les légumes-racines sont également peu caloriques, tout en étant nourrissants et énergétiques. Disponibles en automne et en hiver, ils se conservent bien et peuvent être utilisés de façon variée. Ne vous limitez pas aux pommes de terre et aux carottes: cuisinez également la betterave, le céleri, le navet et le topinambour, tous nutritifs et délicieux.

Les légumes verts, notamment les orties, l'ail, le poireau, les bettes, les asperges, les petits pois, les épinards et la laitue sont disponibles au printemps et en automne. Ils contiennent des nutriments et des composés phytochimiques à l'effet préventif contre certaines maladies.

Poissons et fruits de mer

Les poissons que l'on trouve dans les eaux froides septentrionales sont le hareng, le saumon, le maquereau, la morue, la lingue, la lotte, mais ces eaux abritent également des homards et des crabes, des moules et des huîtres. Tous ces poissons et fruits de mer sont excellents pour la santé: peu caloriques, avec une faible teneur en graisses saturées, mais riches en protéines et en divers nutriments

Viandes, volailles et gibier

Comme pour les œufs, la saveur de la viande, de la volaille et du gibier est fonction de l'alimentation de l'animal. La viande des animaux qui se nourrissent dans la nature ou sont élevés dans des pâturages est souvent plus savoureuse que celle des animaux confinés dans des enclos ou des stalles, et nourris d'aliments industriels.

Le poulet et les autres volailles, peu caloriques et faciles à cuisiner, constituent une source importante de protéines. Cependant, il est important de tenir compte de leurs conditions d'élevage, la nourriture qu'ils reçoivent pouvant avoir un effet désastreux non seulement sur les animaux eux-mêmes, mais aussi sur les personnes qui consomment leur chair. Préférez les poulets élevés en plein air ou biologiques. Ils sont plus chers, certes, mais la diète scandinave privilégie la qualité à la quantité.

Le gibier est une viande d'automne, mais le sanglier et certains oiseaux sauvages sont disponibles toute l'année. Comme les animaux sauvages vivent dans la nature, leur viande est plus saine, plus maigre et plus digeste. Il sera judicieux de manger moins de viande rouge et de volaille d'élevage, et de privilégier le gibier en automne.

Petits fruits

Les petits fruits, notamment les bleuets, les mûres, les groseilles, les cassis, les baies d'églantine, les mûres et les canneberges ont de grandes qualités nutritives. Ils poussent à l'état sauvage. La recherche a récemment montré qu'ils figurent parmi les aliments les plus sains qui soient, car ils renforcent l'immunité et ont une teneur particulièrement élevée en antioxydants. Récoltez-les et consommez-les aussitôt, crus.

Herbes aromatiques

Outre les herbes classiques – aneth, persil, ciboulette, menthe, estragon, cerfeuil, laurier, thym, romarin – excellentes pour la santé, il ne faut pas négliger les nombreuses herbes sauvages, comme le raifort ou l'herbe aux goutteux. Pour profiter des bienfaits nutritionnels des herbes aromatiques, il faut en consommer de grandes quantités quotidiennement et ne pas hésiter à en user et abuser dans les soupes et les sauces, les pistous ou les salades comme le taboulé.

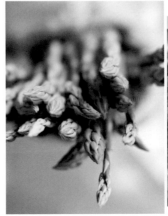
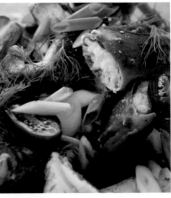

Informations sur la nutrition

Voici quelques notions relatives aux propriétés des aliments, utiles pour choisir avec discernement les composants d'une alimentation saine.

Les antioxydants sont des molécules qui ralentissent ou bloquent l'oxydation d'autres substances, c'est-à-dire qui les empêchent de se combiner à de l'oxygène – ce qui donnerait naissance à des radicaux libres. Or, on sait que les radicaux libres ont un effet néfaste sur notre santé.

Les glucides contenus dans les aliments nous apportent de l'énergie. Il en existe deux types : les glucides complexes (comme l'amidon) et les glucides simples (les sucres). Les glucides complexes sont issus de nombreux aliments utiles sur le plan nutritionnel, comme les céréales, les graines et les légumes, et libèrent leur énergie de façon lente et prolongée. Quant aux glucides simples, on les trouve dans la canne à sucre, certains légumes comme la betterave à sucre, les fruits et le miel. Ils procurent une énergie immédiate, de courte durée, qui provoque une élévation rapide de la glycémie, puis sa chute : c'est pourquoi on peut éprouver une sensation de faim peu après avoir consommé des aliments riches en glucides simples.

Le cholestérol est un lipide indispensable à la bonne santé des cellules. Il est fabriqué par l'organisme, mais il est aussi présent dans les aliments. On distingue le cholestérol LDL qui, si son taux est trop élevé dans le sang, peut provoquer une obstruction des artères et, à terme, des maladies cardiovasculaires, et le cholestérol HDL qui favorise l'élimination du premier. Le taux sanguin de cholestérol HDL augmente avec l'activité et l'exercice. Notre organisme possède un mécanisme de régulation du taux de cholestérol qui agit même lorsque nous consommons de grandes quantités d'aliments riches en cholestérol, comme les œufs, le fromage, la viande, les crevettes. Or, ce mécanisme peut être perturbé par certaines maladies et en cas de consommation excessive de graisses animales saturées.

Les acides gras oméga 3 et oméga 6, également appelés acides gras essentiels, sont les seuls lipides dont le corps a besoin, mais qu'il ne peut produire seul. Ils permettent de prévenir certaines maladies (cardiovasculaires, certains cancers, affections cutanées). Alors que les oméga 6 sont particulièrement abondants dans l'alimentation, les oméga 3, qui diminuent la viscosité du sang, sont plus rares : on les trouve principalement dans les poissons gras.

Les composés phytochimiques, dénués de valeur nutritive, ont toutefois une action préventive efficace contre les maladies. Si un grand nombre d'entre eux ont une action antioxydante (voir ci-dessus), d'autres ont la capacité de fluidifier le sang ou de réduire le taux de mauvais cholestérol. Les composés phytochimiques confèrent aux végétaux leurs couleurs, leurs parfums et leurs saveurs caractéristiques. Leurs vertus justifient à elles seules la consommation de 6 fruits et légumes par jour, voire davantage.

Les protéines sont composées de chaînes d'acides aminés et sont indispensables à la croissance et à la réparation de notre organisme. Nos besoins devraient se limiter quotidiennement à 1 g par kilo (0,03 oz par 2 ¼ lb) de masse corporelle.

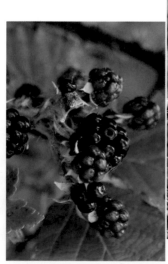
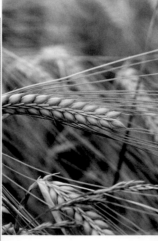
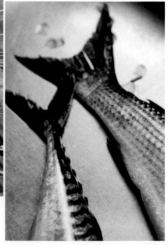

Comment maigrir grâce à la diète scandinave

Perdre du poids de manière stable peut s'avérer difficile, car suivre un régime implique de revoir son mode de vie en changeant ses habitudes alimentaires de façon satisfaisante. Cependant, les principes de la perte de poids sont des plus simples : il suffit de brûler davantage de calories que l'on en consomme. Pour cela, il est donc essentiel de faire de l'exercice. De plus, l'activité physique permet de se sentir en plus grande forme et d'avoir meilleur moral.

L'apport calorique moyen nécessaire à un maintien du poids est de 2 000 calories par jour chez la femme ; chez l'homme, il passe à 2 500 calories. Pour perdre 1 kg (2 ¼ lb) par semaine, il faut réduire l'apport calorique journalier de 500 calories ou accroître de façon significative l'activité physique. Cependant, faire davantage de sport augmente l'appétit : il faut donc trouver un équilibre entre la réduction calorique et l'accroissement de l'activité physique.

Les conseils précédents sont d'ordre général. Le métabolisme varie d'un individu à l'autre, suivant l'âge, le sexe, la taille, le poids et les activités quotidiennes. Faire du sport régulièrement entraîne un développement de la masse musculaire au détriment des tissus graisseux. Pour certaines personnes, il peut être souhaitable de consulter un nutritionniste ou un diététicien afin de faire le point sur ses besoins caloriques personnels.

Pour perdre du poids, il est indispensable de modifier définitivement ses habitudes. Faire un régime durant deux à trois semaines, puis revenir ensuite à ses habitudes alimentaires antérieures, ne permet pas de maigrir durablement. De plus, ce type de régime « yo-yo » peut s'avérer très nocif pour la santé. Il est donc essentiel de changer de mode de vie si l'on souhaite maigrir et rester mince. Pour cela, vous devrez diminuer les portions de vos repas, donc absorber globalement moins de nourriture, consommer davantage de légumes et de glucides complexes, réduire l'alcool, les graisses et les sucres. Sans oublier de faire un peu d'exercice chaque jour.

Vous pouvez vous conformer à ces principes simples sans qu'il soit nécessaire de vous adonner à des calculs et d'arrêter de vous faire plaisir. Il convient simplement de renoncer à ses habitudes pour prendre goût à une nourriture authentique, bonne pour la santé. Modifier son régime alimentaire ne demande finalement qu'un peu de temps.

Règles de base avant un régime

Sachez que les changements que vous allez introduire dans votre existence en feront désormais définitivement partie. Une fois que vous vous serez abstenu de consommer des chips, des boissons gazeuses, une grande quantité de sucre, des sauces grasses pendant plusieurs mois, ces produits auront perdu leur attrait. La saveur authentique d'aliments non industriels vous paraîtra bien supérieure !

Prenez le temps de vous organiser et de cuisiner : évitez de manger à la hâte et de faire des courses lorsque vous avez faim et que votre taux de glycémie est bas. Faites des provisions pour trois ou quatre jours, voire pour une semaine.

Prenez un maximum de repas en commun autour d'une table et bannissez le plateau-télé !

Un petit truc : veillez à ne pas utiliser de trop grandes assiettes : employer des petites assiettes est un bon moyen de réduire les portions que vous consommez.

Dégustez vos repas sans vous presser, en prenant le temps d'apprécier ce que vous mangez. Soyez attentif à la saveur des plats. Apprendre à manger lentement peut être difficile : au début, je posais ma montre près de mon assiette afin de faire en sorte que mon repas dure au moins 30 minutes. Il m'a fallu deux mois pour y parvenir.

Si vous avez des difficultés à modifier vos habitudes, demandez à votre entourage de vous soutenir, en lui expliquant comment vous aider à atteindre vos objectifs.

Établir son poids idéal

Le poids idéal est fonction de chacun. L'indice de masse corporelle (IMC) est un bon indicateur. La plupart des gouvernements l'utilisent pour évaluer la santé publique, mais il faut également tenir compte de facteurs individuels. Vous pouvez utiliser la formule ci-dessous (ou, plus simplement, calculer votre IMC sur Internet en indiquant votre taille et votre poids : le calcul de l'IMC est alors effectué automatiquement).

IMC = poids en kilogrammes [divisé par]

(taille en mètres)² [au carré]

IMC	Interprétation/Évaluation
Inférieure à 18,4	Maigreur
18,5 à 24,9	Corpulence normale
25 à 29,9	Surpoids
30 et plus	Obésité

Planifier son régime amaigrissant

Avant de commencer votre régime, examinez le contenu de vos placards et débarrassez-vous au plus vite des aliments qui ne correspondent pas aux principes de votre régime et qui sont nocifs pour votre santé, comme les plats préparés, les soupes en boîte, les barres de céréales, le chocolat au lait, les boissons gazeuses, les chips, les céréales contenant du sucre, etc. Garnissez ensuite les étagères de vos placards désormais vides d'aliments sains, notamment de céréales et farines complètes, de bonnes huiles et moutardes et de bons vinaigres.

Planifiez vos repas une semaine à l'avance et n'allez faire vos courses que deux fois par semaine au maximum : vous passerez ainsi moins de temps au supermarché et davantage en cuisine. Si vous faites vos courses lorsque vous avez faim ou de façon impromptue, des produits indésirables risquent d'atterrir dans votre panier.

Veillez à avoir constamment des provisions de légumes, de fruits frais et secs et de fruits à coque : ainsi, lorsque vous aurez faim, vous disposerez d'aliments sains.

Grandes occasions et vacances

Les périodes de vacances constituent une exception. Il est normal de prendre un peu de poids lorsque l'on a passé deux semaines à bien manger et à boire du vin. Cela n'est pas un problème si vous en profitez pour faire plus d'exercice que d'habitude.

Si vous êtes invité à un repas de fête ou confectionnez un dîner pour vos amis plus copieux qu'à l'accoutumée, réduisez les portions de vos repas les jours suivants : ainsi, vous perdrez néanmoins le poids requis au cours de la semaine. Un régime ne doit pas être envisagé au quotidien, mais sur une durée de plusieurs semaines ou mois.

Le sel

Le sodium est un minéral indispensable, que l'on trouve essentiellement dans le sel. Cependant, une consommation trop importante de sel peut être à l'origine d'une hypertension ou de maladies cardiovasculaires. Dans l'idéal, ne consommez pas plus de 6 g (1 c. à café/1 c. à thé) de sel par jour. Pesez cette quantité afin de vous faire une idée claire de ce qu'elle représente et de vous limiter à cette dose. Pour ne pas consommer trop de sel, renoncez aux aliments transformés, aux plats à emporter, aux biscuits et amuse-gueules. Réduisez la quantité de sel ajoutée aux plats en cours de cuisson et laissez vos convives en ajouter si nécessaire.

Le sucre

Depuis quelques décennies, le sucre est considéré comme nocif pour la santé. S'il n'est pas mauvais en soi – difficile de s'en passer sur le plan gastronomique –, toutefois, en consommer en quantité trop importante provoque diverses affections comme l'obésité, l'acné et le diabète, ou des déséquilibres hormonaux.

Cessez de sucrer votre thé et votre café, mais ne remplacez pas le sucre par un édulcorant. Habituez-vous au véritable goût de ces boissons. Procédez progressivement si nécessaire. Ne buvez plus de boissons gazeuses quotidiennement. Achetez ou préparez à la place des sirops de fruits biologiques que vous diluerez dans un peu d'eau. Halte aux friandises, barres chocolatées, gâteaux, biscuits et autres sucreries du commerce ! Si vous avez envie de sucré, confectionnez un gâteau vous-même, sans utiliser de pâte toute faite : ainsi, vous saurez exactement ce qu'il contient, notamment sa teneur en sucre et la qualité de ses ingrédients. Ou plus simplement, optez pour un fruit. Même si les fruits contiennent du sucre, ils constituent une option plus saine.

Quel doit être votre objectif ?

Si vous souhaitez maigrir sans risque et de façon régulière, limitez-vous à une perte de poids de 500 g (1 lb) à 1 kg (2 ¼ lb) par semaine au maximum. Ainsi, vous ne vous sentirez pas privé ou fatigué. Le poids que vous perdrez sera uniquement dû à votre changement de régime alimentaire. Sachez être patient si rien ne se passe au début, poursuivez vos efforts, et bientôt, vous verrez la balance pencher du bon côté.

Pour maigrir, votre glycémie doit rester stable. Vous y parviendrez en prenant 6 repas par jour : 3 repas principaux et 3 repas légers. La planification de la page ci-contre est efficace si vous n'êtes pas assis toute la journée, et si vous vous déplacez durant environ 20 % de votre temps, en faisant de l'exercice de deux à trois fois par semaine.

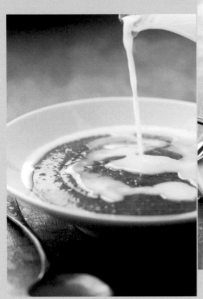
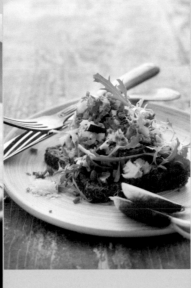
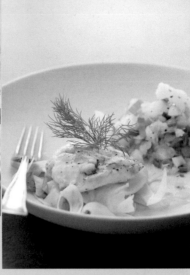

Planification des repas quotidiens

Petit-déjeuner

1 portion de flocons d'avoine crus avec des fruits et du lait écrémé, ou 1 morceau de pain de seigle et du fromage cottage (voir recettes p. 22 à 27). Café ou thé* (sans sucre).

En-cas du matin

Prendre un en-cas entre le petit-déjeuner et le dîner permet de ne pas être tenté de grignoter entre les deux repas : 1 morceau de pain de seigle et 2 cuillerées à soupe de fromage cottage. Au bureau, des légumes crus et 10 g (2 c. à café/ 2 c. à thé) de fruits à coque, comme des noix, noisettes ou amandes.

Dîner

Les dîners de la semaine seront composés de pain de seigle et d'œufs durs ou de pommes de terre (voir p. 39), ainsi que de 1 portion de légumes crus, comme des carottes, du chou-fleur, du concombre ou du céleri. Le week-end, préparez une soupe ou l'une des recettes de ce livre prévues pour le dîner.

En-cas de l'après-midi

1 fruit

Souper

1 morceau de poisson, de volaille ou de gibier d'environ 150 g (5 oz) (sauf les jours au cours desquels le repas est végétarien).
1 grosse portion de légumes.
2 pommes de terre ou 1 morceau de pain complet.
1 portion de salade composée de laitue, de chou frisé ou d'un autre chou.

Choisissez des recettes du livre et organisez votre semaine en consommant : du poisson** 3 jours par semaine, un repas végétarien 2 jours par semaine, de la viande 2 jours par semaine.

Au moment du repas principal, dressez une jolie table. Mitonnez de bons petits plats et prenez le temps de manger avec vos proches ou vos amis. Si vous mangez seul, dressez également une table pour vous et préparez-vous un délicieux souper.

Mangez lentement et buvez fréquemment, cela permet de prolonger le repas.

Servez toujours une salade fraîche composée de produits de saison. Les légumes frais et crus provoquent une sensation de satiété et sont peu caloriques. Lorsque vous faites un régime, évitez les assaisonnements : préférez le jus de citron ou un vinaigre de qualité.

De manière générale, renoncez aux graisses. Préférez la cuisson à la vapeur ou au four à la friture.

En-cas du soir

150 ml (⅔ tasse) de yogourt ou de fromage blanc maigre avec des petits fruits ou un fruit de saison, ou, certains soirs, un petit morceau de chocolat noir.

Généralités

Buvez 2 litres (8 tasses) d'eau par jour et grignotez des légumes crus en cas de faim ou d'envie irrépressible de sucre.
* Vous pouvez boire autant de café et de thé que vous le souhaitez. Cependant, un excès de caféine peut provoquer des vertiges, notamment lorsque vous ne mangez pas beaucoup. Si vous ne pouvez vous passer de lait dans votre café et votre thé, choisissez toujours du lait écrémé. Évitez le café «latte», très calorique.
** Si vous êtes allergique au poisson, consommez plutôt de la viande.

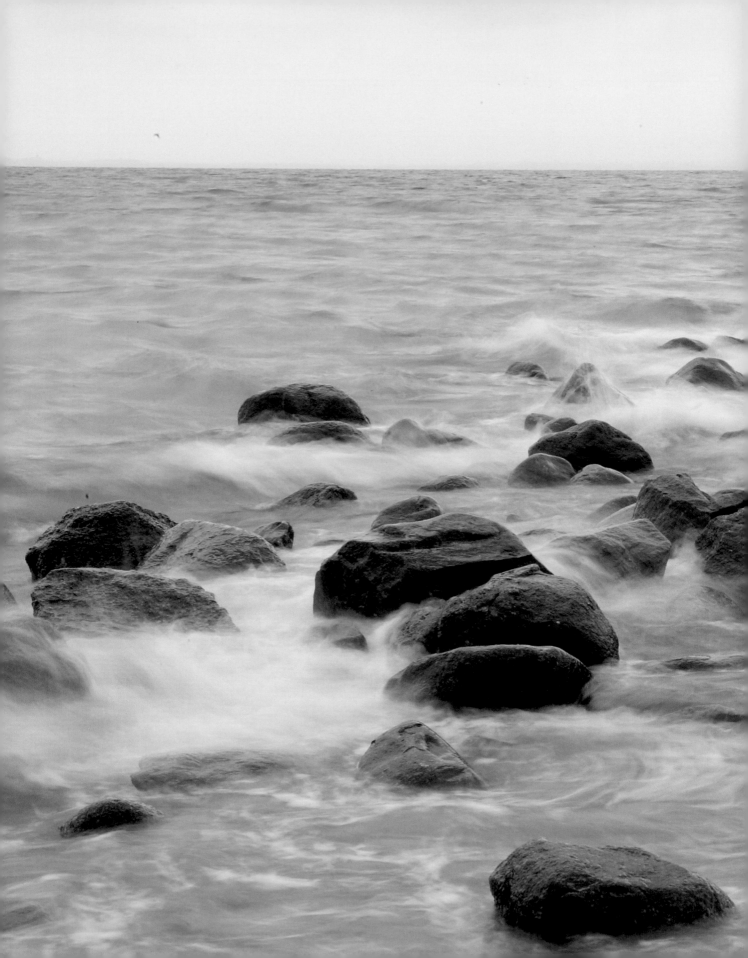

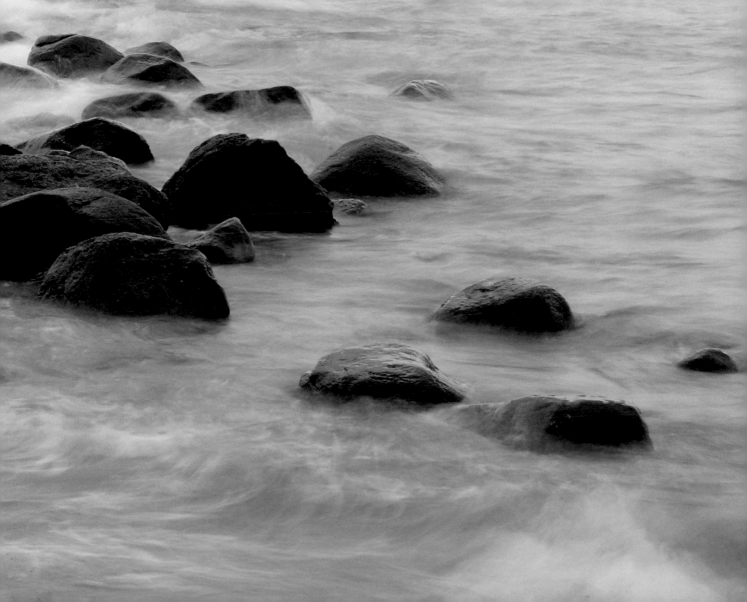

les recettes

Petit-déjeuner

Le petit-déjeuner est un repas essentiel. En réalité, la plupart des nutritionnistes
considèrent qu'il s'agit du principal repas de la journée. Un petit-déjeuner équilibré,
composé d'aliments dotés d'un faible index glycémique – c'est-à-dire dont l'énergie
est libérée dans le sang progressivement, en plusieurs heures –, permet de bien
démarrer la journée, notamment chez les enfants. Il est donc important de ne pas
consommer d'aliments à index glycémique élevé au cours de ce repas, comme
le pain blanc ou les céréales sucrées, car ceux-ci ne fournissent pas à l'organisme
une énergie durable. Il faut privilégier les aliments consistants, comme les céréales
complètes, les fruits, les légumes et les œufs, qui vous éviteront d'avoir faim avant
l'heure du dîner.

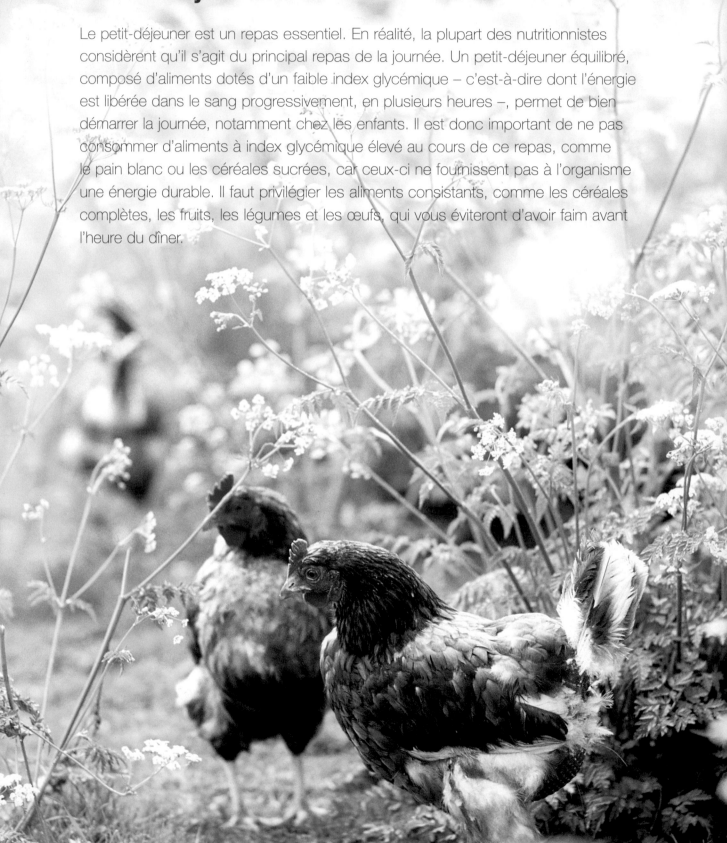

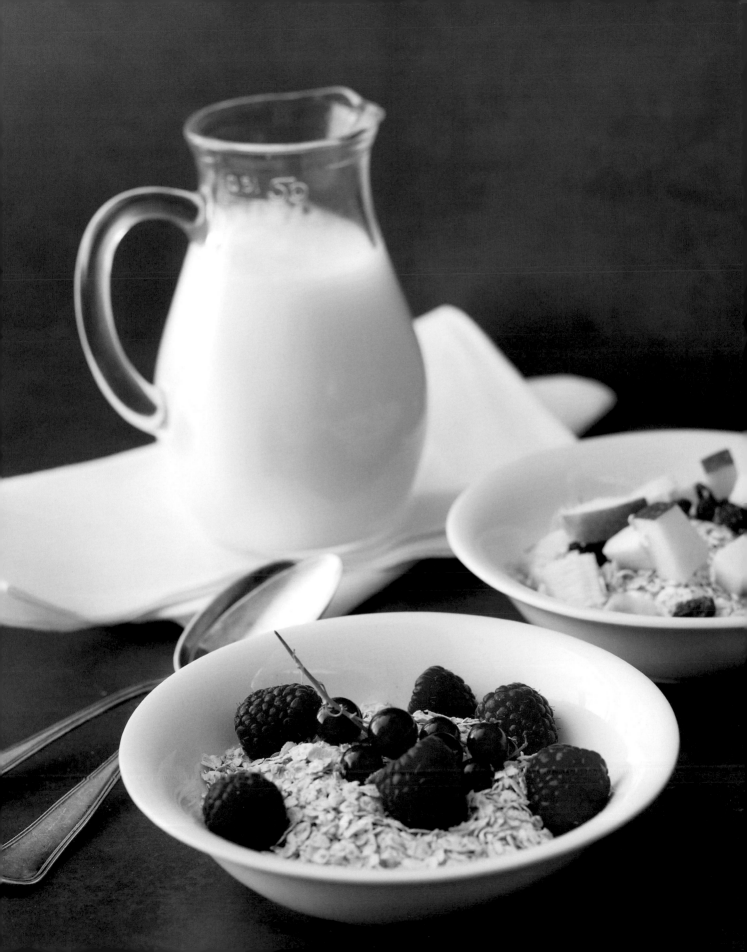

Flocons d'avoine aux fruits et au lait

(Voir illustration page précédente)

Voici le petit-déjeuner de mon enfance. Je mangeais également des flocons d'avoine avec du lait et du sucre en rentrant de l'école – les barres de céréales n'étaient pas aussi courantes qu'aujourd'hui. Mes enfants ont grandi en faisant de même, et tous deux sont en bonne santé.

POUR 1 PERSONNE

60 g (⅔ tasse) de flocons d'avoine
50 g (½ tasse) de bleuets
6 framboises
200 ml (¾ tasse) de lait écrémé

Disposez les flocons d'avoine en pyramide dans un bol. Placez les fruits autour et versez le lait. Dégustez aussitôt la préparation.

VARIANTE En hiver, vous pouvez remplacer les petits fruits par 50 g (½ tasse) de pomme coupée en dés et 20 g (¼ tasse) de raisin épépiné.

CONSEIL Les flocons d'avoine peuvent être remplacés par 2 portions de Weetabix® (blé complet).

Smoothies

Les smoothies constituent des petits-déjeuners rapides à préparer et sont très sains, car ils sont composés d'aliments riches sur le plan nutritif. Vous pouvez préparer toutes sortes de smoothies très facilement, en mixant des fruits frais ou surgelés, ou des jus de fruits, avec du yogourt maigre et un peu de miel.

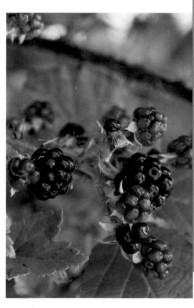

LES PETITS FRUITS contiennent d'importantes quantités de vitamines antioxydantes A et C. Le bleuet renferme davantage d'antioxydants que 60 autres petits fruits et légumes courants, ainsi que des acides gras oméga 3. Les bleuets et les mûres, par exemple, poussent à l'état sauvage dans la nature mais sont aussi cultivés. La mûre est très riche en vitamine E – un antioxydant – et contient également de l'acide ellagique, susceptible de prévenir plusieurs types de cancers.

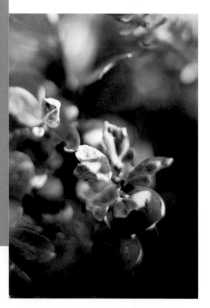

Smoothie aux groseilles

POUR 2 PERSONNES
300 g (2 tasses) de groseilles fraîches
  ou surgelées
1 banane épluchée
300 ml (1 ¼ tasse) de yogourt maigre
100 ml (⅓ tasse) de sirop de groseille
miel pour sucrer (facultatif)
une dizaine de glaçons
  (si vous utilisez des fruits frais)

Placez tous les ingrédients,
à l'exception du miel, dans le bol
d'un robot et mixez le tout.
Goûtez et sucrez éventuellement
avec le miel. Servez le smoothie
immédiatement dans
de grands verres.

Smoothie aux bleuets

POUR 2 PERSONNES
300 g (2 tasses) de bleuets frais
  ou surgelés
1 banane épluchée
300 ml (1 ¼ tasse) de yogourt maigre
100 ml (⅓ tasse) de jus de pomme
miel pour sucrer (facultatif)
une dizaine de glaçons
  (si vous utilisez des fruits frais)

Placez tous les ingrédients,
à l'exception du miel, dans le bol
d'un robot et mixez le tout. Goûtez
et sucrez éventuellement
avec le miel. Servez le smoothie
immédiatement dans
de grands verres.

Smoothie aux fraises et aux framboises

POUR 2 PERSONNES
300 g (2 tasses) de framboises ou de
  fraises fraîches ou surgelées
1 banane épluchée
500 ml (2 tasses) de yogourt maigre
100 ml (⅓ tasse) de jus d'orange
miel pour sucrer (facultatif)
une dizaine de glaçons
  (si vous utilisez des fruits frais)

Placez tous les ingrédients,
à l'exception du miel, dans le bol
d'un robot et mixez le tout.
Goûtez et sucrez éventuellement
avec le miel. Servez le smoothie
immédiatement dans
de grands verres.

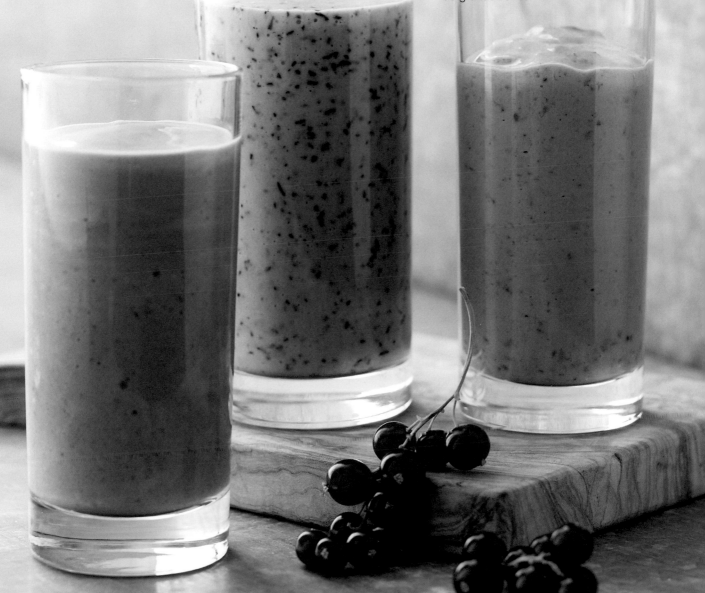

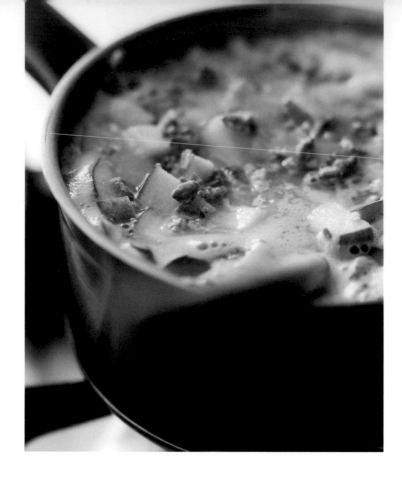

Soupe matinale fruitée

Les céréales employées ici ont un index glycémique bas et libèrent donc de l'énergie toute la matinée. Elles sont en outre excellentes sur le plan nutritif. Le seigle et l'épeautre sont riches en minéraux et en vitamines B1 et B3. Les flocons d'avoine ont une forte teneur en bêta-glucanes, qui réduisent le taux de cholestérol sanguin. Il y a un siècle environ, beaucoup de familles consommaient toutes sortes de porridges au cours de leur repas du soir, car elles n'avaient pas les moyens d'acheter chaque jour de la viande et des légumes. Pourquoi ne pas reprendre cette habitude qui aurait des effets bénéfiques sur notre santé?

POUR 4 PERSONNES

75 g (¾ tasse) de flocons de seigle

50 g (½ tasse) de flocons d'épeautre

75 g (¾ tasse) de flocons d'avoine
complète

40 g (¼ tasse) de raisins secs

1 pomme d'environ 100 g (3 oz) épépinée
et coupée en dés

1 ½ c. à café (1 ½ c. à thé) de fleur de sel

200 à 400 ml (¾ à 1 ⅔ tasse) de lait écrémé,
en accompagnement

Mélangez les céréales dans un saladier puis placez-les dans une casserole avec les raisins, les pommes et 1 litre (4 tasses) d'eau. Portez le tout à ébullition, puis baissez le feu et laissez la préparation mijoter 5 à 8 minutes.

Assaisonnez de fleur de sel. Servez le porridge très chaud, avec un peu de lait écrémé froid.

CONSEIL Achetez de grands sachets de céréales puis mélangez-les et conservez-les dans un bocal. Pour une portion, comptez 60 g (⅔ tasse) du mélange de céréales avec quelques dés de fruits et raisins secs.

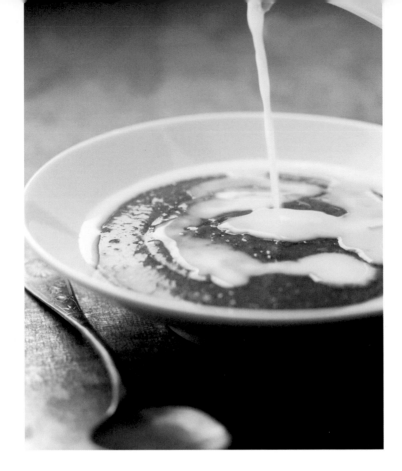

Petite soupe au seigle et à la bière

Ce porridge scandinave traditionnel composé de restes de pain de seigle faisait autrefois office de repas du soir.
Il constitue un petit-déjeuner consistant en hiver.

POUR 4 PERSONNES

300 g (10 oz) de pain de seigle rassis
 de quelques jours
200 ml (¾ tasse) de bière légère
 ou sans alcool
100 g (¾ tasse) de sucre brun
1 c. à café (1 c. à thé) de zeste râpé
 de citron
lait froid écrémé, en accompagnement

La veille, placez le pain dans un saladier, recouvrez-le de 800 ml (3 ¼ tasses) d'eau et laissez-le tremper toute la nuit.

Le lendemain, versez le contenu du saladier dans une casserole et portez lentement à ébullition. Remuez bien puis ajoutez le zeste de citron, la bière et le sucre. Faites bouillir la préparation en remuant constamment pendant 5 minutes. Servez chaud avec du lait écrémé froid.

CONSEIL Vous pouvez proposer ce porridge en dessert, avec de la crème fouettée.

Pancakes à l'épeautre et aux bleuets

L'épeautre possède une saveur douce. La farine d'épeautre convient très bien à la confection des pancakes et de certains gâteaux, mais il est difficile de la cuisiner sans employer un peu de farine blanche, car elle ne contient que très peu de gluten ; or, le gluten permet de rendre la pâte élastique et la fait lever plus facilement.

POUR 4 À 6 PERSONNES
(12 GROS PANCAKES)
200 g (1 ⅓ tasse) de farine d'épeautre
100 g (⅔ tasse) de farine blanche
325 g (2 ½ tasses) de bleuets frais
2 œufs
400 ml (1 ⅔ tasse) de lait battu
1 gousse de vanille
1 c. à café (1 c. à thé) de sel
1 c. à café (1 c. à thé) de levure
75 g (⅓ tasse) de beurre, pour la cuisson
miel ou sirop liquide, en accompagnement

Battez les œufs dans un grand saladier. Ajoutez le lait battu et mélangez à nouveau. Fendez la gousse de vanille en deux dans la longueur et raclez les graines à l'aide de la pointe d'un couteau. Dans un récipient, mélangez les deux farines, la levure, le sel et les graines de vanille, puis versez le tout sur la préparation à base d'œufs. Fouettez l'ensemble des ingrédients pour obtenir une pâte lisse. Incorporez à la pâte 125 g (1 tasse) de bleuets.

Faites fondre 1 noisette de beurre dans une poêle puis, à l'aide d'une cuillère à soupe, versez 3 petits tas de pâte espacés. Confectionnez 3 petits pancakes ronds et faites-les dorer sur les deux faces en les retournant avec précaution. Maintenez les pancakes au chaud dans un torchon propre au fur et à mesure que vous les confectionnez.

Servez aussitôt les pancakes avec des bleuets et du miel ou du sirop. CONSEIL Si vous souhaitez perdre du poids, mangez un pancake accompagné de 100 g (½ tasse) de fruits, sans miel ni sucre.

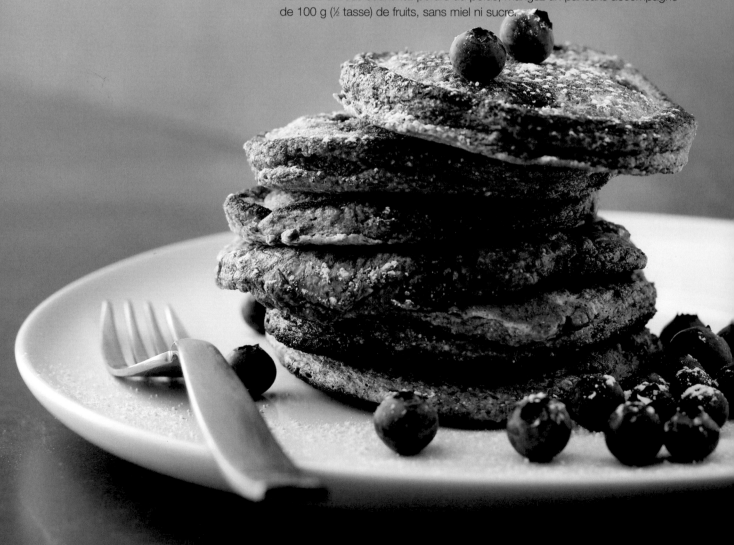

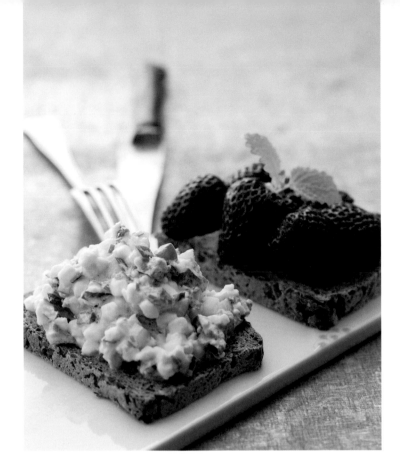

Tartines de pain de seigle

Voici des suggestions de recettes saines et simples à réaliser pour le petit-déjeuner, qui peuvent aussi servir d'en-cas à tout moment de la journée. Si vous souhaitez perdre du poids, il convient de prendre plusieurs petits repas par jour de façon à ce que votre glycémie ne chute pas sévèrement, ce qui provoquerait une fringale de sucre, vous incitant, par exemple, à craquer pour une barre chocolatée. Durant la saison des fraises, une tartine de pain de seigle avec des fraises constitue un goûter idéal.

Tartine de seigle aux fraises

POUR 2 PERSONNES
200 g (1 tasse) de fraises
2 tranches de pain de seigle

Coupez les fraises en deux puis répartissez-les
sur les tranches de pain de seigle. Dégustez les tartines
immédiatement.
VARIANTE Écrasez délicatement quelques framboises
et étalez-les uniformément sur un morceau de pain
de seigle comme s'il s'agissait de confiture: vous
obtiendrez une délicieuse tartine, idéale pour l'été.

Tartine de seigle au fromage frais, aux herbes et légumes

POUR 2 PERSONNES
200 g (¾ tasse) de fromage frais (cottage)
2 tranches de pain de seigle
2 c. à soupe de ciboulette hachée
2 tomates épépinées et coupées en petits dés
⅓ de concombre épépiné et coupé en petits dés
fleur de sel et poivre fraîchement moulu

Déposez le fromage frais dans un saladier et mélangez-le
à la ciboulette et aux légumes. Salez et poivrez
à votre convenance. Étalez la préparation sur les tranches
de pain et servez les tartines aussitôt.

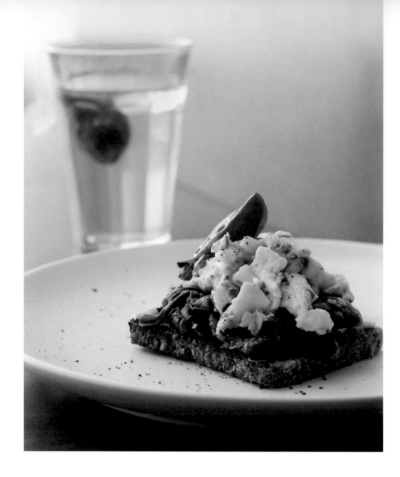

Toasts de pain de seigle œufs-épinards

Très nourrissants et riches en protéines, les œufs ont un index glycémique peu élevé, vous permettant de disposer d'énergie toute la matinée. Récemment, les œufs étaient encore proscrits par les adeptes d'une alimentation saine, du fait de leur teneur assez élevée en cholestérol, mais selon les nutritionnistes, cet inconvénient est compensé par leurs bienfaits. De plus, ils ne présentent aucun risque pour les personnes n'ayant pas un taux de cholestérol élevé. Il est néanmoins conseillé de se limiter à 10 œufs au maximum par semaine, en tenant compte de ceux contenus dans les gâteaux et les biscuits, les sauces, etc.

POUR 4 PERSONNES

1 kg (2 lb) d'épinards frais
4 tranches de pain de seigle
8 œufs bio
50 ml (¼ tasse) de lait écrémé
1 c. à soupe d'huile de colza
10 brins de ciboulette hachés
10 tomates cerises coupées
 en petits dés
sel et poivre fraîchement moulu

Ôtez les tiges dures des feuilles d'épinards et lavez celles-ci 3 ou 4 fois dans l'eau froide. Égouttez-les dans une passoire.

Faites réduire les épinards 3 minutes dans une poêle. Salez et poivrez, puis égouttez-les à nouveau.

Faites griller les tranches de pain.

Dans un saladier, battez les œufs durant 1 minute, puis incorporez le lait. Salez et poivrez.

Faites chauffer l'huile dans une poêle sur feu doux, puis versez-y le mélange à base d'œufs. Ajoutez la ciboulette et faites cuire les œufs à feu très doux. Incorporez les tomates juste avant la fin de la cuisson des œufs.

Placez 1 tranche de pain grillé sur chaque assiette, répartissez les épinards dessus puis les œufs. Poivrez et servez aussitôt.

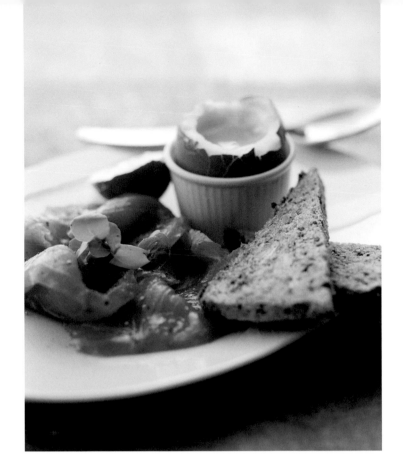

Œufs à la coque avec pain de seigle grillé et saumon fumé

Le week-end, lorsque vous disposez de davantage de temps, pourquoi ne pas préparer un délicieux petit-déjeuner à base d'œufs à la coque et de saumon fumé? Les œufs à la coque sont faciles à digérer et donnent un formidable coup de fouet au métabolisme le matin.

POUR 2 PERSONNES
2 gros œufs bio
2 tranches de pain de seigle
4 tranches de saumon fumé
une petite poignée de cresson
poivre fraîchement moulu

Déposez les œufs dans une petite casserole et recouvrez-les d'eau. Portez à ébullition, baissez le feu et laissez cuire 3 minutes.

Pendant ce temps, faites griller les tranches de pain. Placez le saumon sur une petite assiette et disposez le cresson par-dessus. Saupoudrez le tout de poivre. Rincez les œufs cuits sous l'eau froide et placez-les dans des coquetiers.

Servez les œufs à la coque accompagnés de saumon fumé et de pain de seigle grillé.

CONSEIL La cuisson des œufs nécessite une certaine habitude et de l'attention. Souvent, nous ne connaissons pas la date de ponte des œufs, et il faut savoir que les œufs frais cuisent un peu plus lentement que ceux datant d'une semaine. La taille des œufs a également une importance. À force de vous exercer, vous finirez par obtenir des œufs cuits à point.

Dîners légers

Il est parfois difficile de manger sainement au moment du dîner, car souvent, nous ne le cuisinons pas nous-mêmes ou achetons ce que nous trouvons.
Les plats préparés sont en général très caloriques et contiennent beaucoup de sel, de sucre ou d'additifs, éléments qu'il est préférable d'éviter. Le repas de midi nécessite donc une certaine organisation. Ce chapitre comporte des recettes faciles à préparer et à emporter. Il suffit d'y ajouter un petit sachet de carottes ou d'autres légumes crus, qui serviront d'en-cas. Vous pouvez également profiter des vertus des légumes en préparant des soupes et des salades. Une délicieuse soupe mixée et une salade croquante constituent un repas délicieux et bon pour la santé.

Sandwiches au poisson et au pistou de persil

Voici des sandwiches simples et délicieux pour le dîner. La pâte des petits pains dont la recette figure page 131 permet de réaliser de grands pains plats, idéals pour confectionner ces sandwiches. Le persil est une herbe aromatique très saine, riche en fer, en caroténoïdes et en vitamine C. Il favorise en outre le bon fonctionnement du foie et de la vésicule biliaire.

À EMPORTER POUR 2 PERSONNES

400 g (14 oz) de filets de poisson
    sans arêtes
2 petits pains d'épeautre ou de seigle
100 g (5 tasses) de feuilles de
    laitue fraîches
2 tomates coupées en rondelles
sel et poivre fraîchement moulu

Pour le pistou de persil

1 grand bouquet de persil
30 g (¼ tasse) d'amandes (avec leur peau)
1 petite gousse d'ail hachée
3 c. à soupe de parmesan fraîchement râpé
3 c. à soupe d'huile de colza
le jus de 1 citron non traité
sel et poivre fraîchement moulu

Préchauffez le four à 200 °C (400 °F). Préparez le pistou : mettez tous les ingrédients dans le bol d'un robot, à l'exception du jus de citron, du sel et du poivre, et mixez le tout pour obtenir un mélange homogène. Assaisonnez le pistou à votre convenance avec du jus de citron, du sel et du poivre.

Disposez les filets de poisson dans un plat à four, salez et poivrez. Enfournez et faites cuire 10 minutes.

Coupez les petits pains en deux et tartinez chaque moitié de pistou. Garnissez de feuilles de laitue, ajoutez le poisson cuit et les tomates.

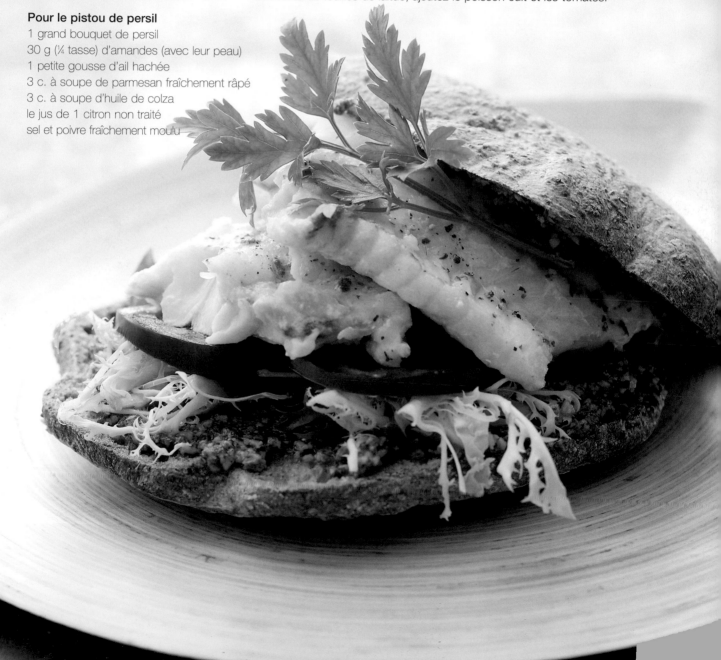

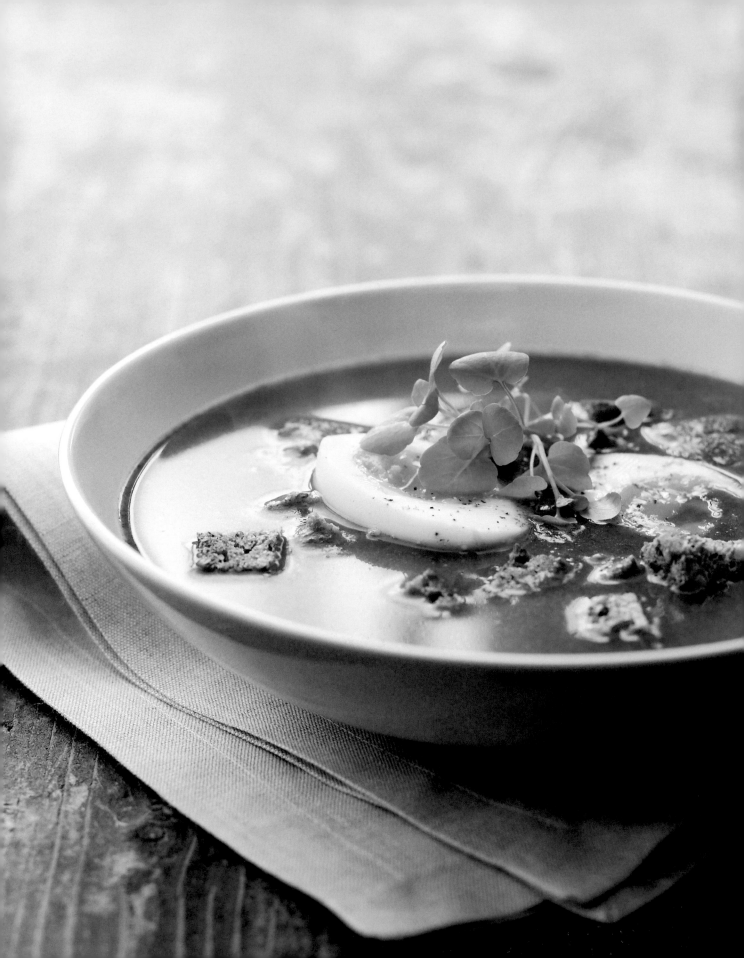

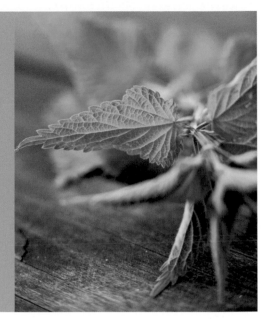

LES ORTIES étaient autrefois employées comme herbe médicinale, et leurs tiges furent utilisées pour fabriquer des tissus dès l'âge du bronze. Elles poussent partout dans la campagne, sur les sols ayant une certaine teneur en azote. L'ortie a de nombreuses vertus. Elle est extrêmement riche en vitamines A, C et D, ainsi qu'en fer, en potassium, en manganèse, en calcium et en silicium, un élément contribuant à la bonne santé des os et de la peau. Elle contient également une grande quantité de protéines végétales. Sa cuisson ou son séchage neutralisent complètement ses composants toxiques. L'ortie doit être cueillie au printemps et au début de l'été, avant sa floraison.

Soupe aux orties

La soupe aux orties devrait être cuisinée en mai, lorsque la plante porte de nombreuses feuilles terminales. Ne prélevez alors que 4 ou 5 feuilles à son sommet. L'ortie est également délicieuse avec des œufs brouillés et en omelette, à condition que ses feuilles soient blanchies avant usage.

POUR 4 PERSONNES

200 g (7 tasses) d'orties (voir ci-dessus)
1 oignon jaune
1 c. à soupe d'huile d'olive
1,3 litre (5 ½ tasses) de bouillon de légumes
  biologique
1 pincée de noix muscade râpée
4 œufs
sel et poivre fraîchement moulu

Pour les croûtons à l'ail

2 tranches de pain de seigle
  ou d'épeautre, coupées en dés
1 c. à soupe d'huile d'olive
1 gousse d'ail finement hachée
sel et poivre fraîchement moulu

Préparez les croûtons : préchauffez le four à 180 °C (350 °F). Mélangez les dés de pain avec l'huile et l'ail, sel et poivre. Faites-les dorer au four pendant 10 minutes.

Dans une casserole, faites sauter l'oignon avec l'huile 5 minutes sans le laisser trop colorer. Ajoutez le bouillon de légumes et la noix muscade. Faites bouillir le tout puis ajoutez les feuilles d'orties. Laissez mijoter 20 minutes.

Mixez la soupe à l'aide d'un mixeur plongeant. Salez et poivrez à votre convenance.

Portez une petite casserole d'eau à ébullition. Placez les œufs dans l'eau, baissez le feu et laissez-les cuire 7 minutes. Passez-les sous l'eau froide pendant 30 secondes puis écalez-les.

Servez la soupe avec les œufs coupés en deux et les croûtons parsemés sur le dessus.

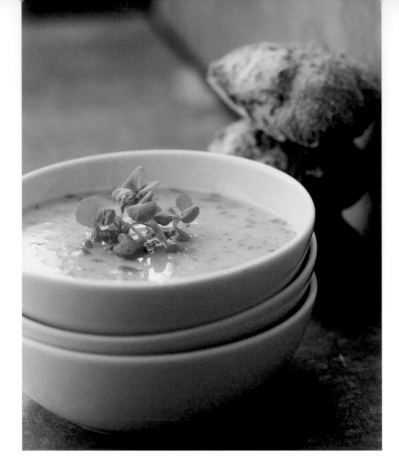

Soupe de concombres froide

Servez cette délicieuse soupe fraîche par une journée d'été très chaude ou lorsque vous n'avez pas grand appétit.

POUR 4 PERSONNES

2 concombres coupés en dés
1 c. à soupe d'huile de colza
2 tiges d'oignons verts
  coupées en rondelles
500 ml (2 tasses) de yogourt
2 c. à soupe de menthe hachée
sel et poivre fraîchement moulu
pain d'épeautre, en accompagnement

Pour le bouillon de poulet

1 poulet d'environ 1 kg (2 ¼ lb)
1 c. à soupe de grains de poivre entiers
1 feuille de laurier
2 c. à café (2 c. à thé) de sel

Préparez le bouillon : placez le poulet dans une marmite et recouvrez-le de 3 litres (12 tasses) d'eau. Ajoutez le sel, le poivre et la feuille de laurier. Portez le tout à ébullition puis baissez le feu et laissez le bouillon mijoter 1 heure, en écumant la surface aussi souvent que nécessaire. Retirez le poulet (vous l'utiliserez dans une salade ou un autre plat). Filtrez le bouillon à travers une passoire et laissez-le tiédir.

Versez l'huile dans une casserole puis ajoutez l'oignon vert et faites-le revenir 5 minutes à feu doux. Ajoutez 1 litre (4 tasses) de bouillon de poulet et portez à ébullition. Éteignez le feu et ajoutez le concombre.

Mixez la soupe afin qu'elle ait une consistance crémeuse. Laissez-le refroidir complètement.

Mélangez le yogourt et la menthe hachée à la soupe. Salez et poivrez.
Servez la soupe avec du pain d'épeautre.

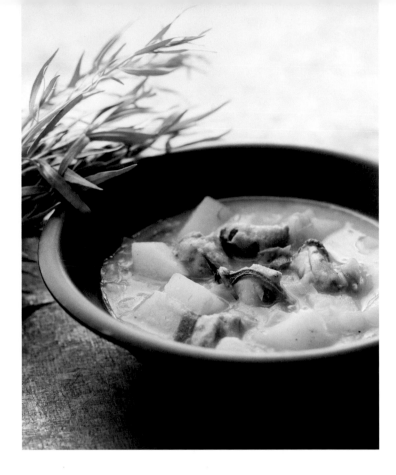

Soupe de moules poireaux-pommes de terre

La soupe de palourdes épaisse de Nouvelle-Angleterre est l'une de mes préférées, mais elle est très calorique. En voici ma version scandinave, plus légère, mais toujours délicieuse.

POUR 4 PERSONNES

2,5 litres (10 tasses) de moules
4 grosses pommes de terre épluchées
  et coupées en dés
3 poireaux coupés en rondelles
1 c. à soupe d'huile de colza
1 oignon finement haché
2 gousses d'ail hachées
1 c. à soupe de feuilles d'estragon
sel et poivre fraîchement moulu
baguettes d'épeautre (voir p. 137),
  en accompagnement

Grattez soigneusement les moules et enlevez les filaments encore accrochés à leur coquille. Jetez les moules dont la coquille est cassée ou ouverte, ou celles qui ne se referment pas lorsque vous les tapotez. Lavez les moules plusieurs fois.

Faites chauffer l'huile dans une marmite. Ajoutez l'oignon, l'ail et les poireaux et laissez-les revenir 3 minutes. Incorporez les moules, l'estragon, 1 litre (4 tasses) d'eau, du sel et du poivre. Portez le tout à ébullition puis laissez mijoter 15 minutes.

Sortez les moules à l'aide d'une écumoire. Décortiquez-les.

Prélevez 200 ml (¾ tasse) de bouillon et versez-le dans une casserole. Ajoutez la moitié des dés de pommes de terre et laissez cuire 15 minutes.

Remettez les moules décortiquées avec leur jus dans la marmite de bouillon. Ajoutez le reste des pommes de terre et laissez cuire 15 minutes.

Mixez la soupe contenue dans la casserole de pommes de terre à l'aide d'un mixeur plongeant jusqu'à ce qu'elle soit lisse et épaisse, puis versez-la dans la marmite. Réchauffez le tout. Salez et poivrez à votre convenance.

Servez la soupe très chaude avec des baguettes d'épeautre.

Soupe de poireaux aux croûtons de seigle

Cette soupe nourrissante est facile à préparer et très bon marché. Accompagnée de dés de pain de seigle ou d'épeautre, elle constitue un plat très sain riche en fibres. En mangeant une soupe de légumes au souper après avoir pris un repas léger à midi, vous vous passerez facilement de viande durant une journée entière. En effet, il est inutile d'en consommer chaque jour.

POUR 4 PERSONNES

5 poireaux coupés en rondelles

4 tranches de pain de seigle
  ou d'épeautre coupées en dés

1 c. à soupe d'huile de colza

1 échalote coupée en dés

2 gousses d'ail hachées

1 c. à café (1 c. à thé) de cardamome
  en poudre

3 feuilles de laurier

1,5 litre (6 tasses) de bouillon de
  légumes bio

sel et poivre fraîchement moulu

Versez l'huile dans une grande marmite, puis ajoutez l'échalote, l'ail et la cardamome. Faites revenir le tout à feu doux 2 à 3 minutes. Ajoutez les poireaux et les feuilles de laurier, puis versez le bouillon et portez-le à ébullition. Baissez le feu et laissez mijoter 15 minutes. Salez et poivrez à votre convenance.

Faites griller les dés de pain à sec dans une poêle jusqu'à ce qu'ils soient bien dorés. Remuez-les fréquemment et veillez à ne pas les laisser brûler.

Servez la soupe très chaude, parsemée de croûtons.

CONSEIL Cette soupe de légumes peut être préparée avec d'autres légumes, comme des pommes de terre et des légumes-racines : comptez 1 kg (2 ¼ lb) de légumes au total après épluchage.

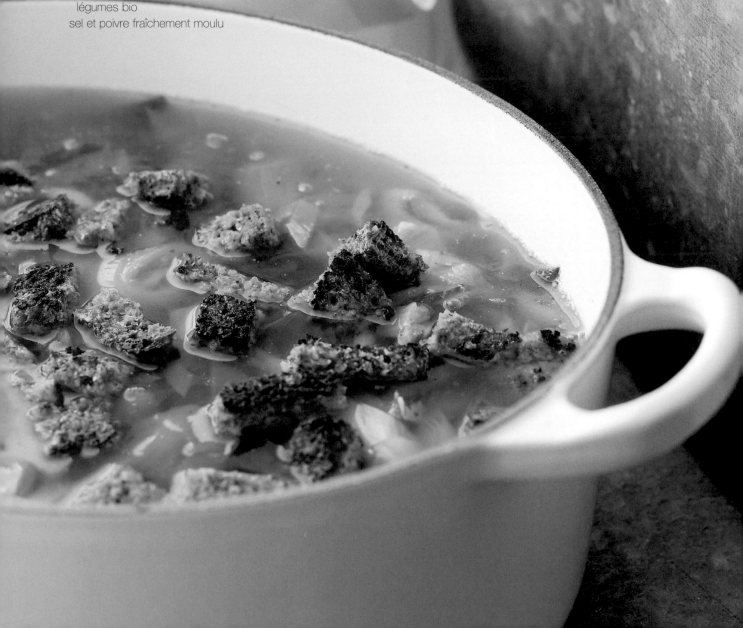

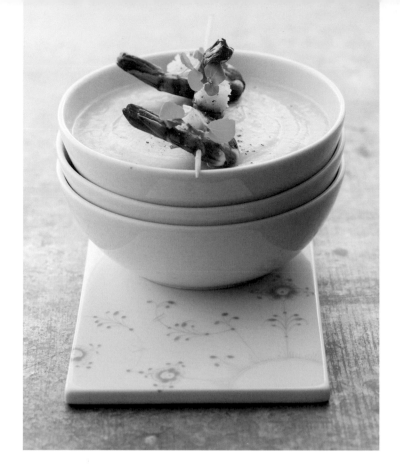

Soupe de chou-fleur assaisonnée au piment vert et aux crevettes

Le chou-fleur est soit très apprécié soit détesté en raison de son étrange goût terreux. Pour ma part, je le consomme tout aussi bien cru que cuit, dans des soupes ou un curry. Ma grand-mère le faisait cuire longuement à l'eau avant de le servir entier accompagné de crevettes et d'une sauce blanche. Voici une version moderne de cette recette. Le chou-fleur est une bonne source de potassium, de vitamine C et de folates.

POUR 4 PERSONNES

1 gros chou-fleur
1 piment vert épépiné et haché
5 tiges d'oignons verts hachées
2 pommes de terre épluchées
  et coupées en dés
2 c. à café (2 c. à thé) de sel
sel et poivre fraîchement moulu

En accompagnement

400 g (14 oz) de très grosses crevettes
  d'eau froide décortiquées
cresson
pain d'épeautre

Coupez le chou-fleur ainsi que sa tige en gros morceaux. Placez tous les ingrédients dans une grande casserole avec 1,5 litre (6 tasses) d'eau. Couvrez et portez à ébullition, puis baissez le feu et laissez mijoter 20 minutes.

Avec un mixeur plongeant, mixez la soupe jusqu'à ce qu'elle ait une consistance homogène. Réchauffez-la puis salez et poivrez à votre convenance.

Enfilez les crevettes sur 4 brochettes en bois et disposez-les au-dessus des bols de soupe. Décorez de quelques feuilles de cresson.

Servez cette soupe avec du pain d'épeautre.

CONSEIL Vous pouvez remplacer le chou-fleur par des brocolis.

Tartine au tartare de saumon

Au Danemark, cette tartine appelée smørrebrød *(littéralement sandwich ouvert) constitue un dîner très répandu. Il consiste à associer de multiples manières un délicieux pain de seigle et des ingrédients frais. Le saumon scandinave, à la fois mariné et fumé, est réputé à l'échelle mondiale. Il se marie très bien au raifort et apporte de nombreux acides gras oméga 3, bénéfiques pour le cerveau, ainsi que des protéines et des minéraux. Pour réaliser cette recette, il est essentiel d'acheter du saumon d'une grande fraîcheur.*

POUR 4 PERSONNES

400 g (14 oz) de filet de saumon
  sans la peau
2 concombres coupés en deux
  et épépinés
2 c. à soupe de raifort frais râpé
le jus de 1 citron vert
1 c. à café (1 c. à thé) de vinaigre
  de vin blanc
6 c. à soupe de cerfeuil haché + 4 brins
  pour décorer
4 tranches de pain de seigle
8 feuilles de laitue croquantes
sel et poivre fraîchement moulu

Coupez le filet de saumon en petits dés et placez ceux-ci dans un saladier.

Taillez les concombres en dés et ajoutez-les au saumon. Incorporez le raifort, le jus de citron, le vinaigre et le cerfeuil haché. Mélangez bien le tout, puis salez et poivrez le tartare à votre convenance.

Disposez 1 tranche de pain sur chaque assiette. Recouvrez-la de 2 feuilles de laitue, puis garnissez de tartare de saumon. Saupoudrez de poivre et décorez de 1 brin de cerfeuil.

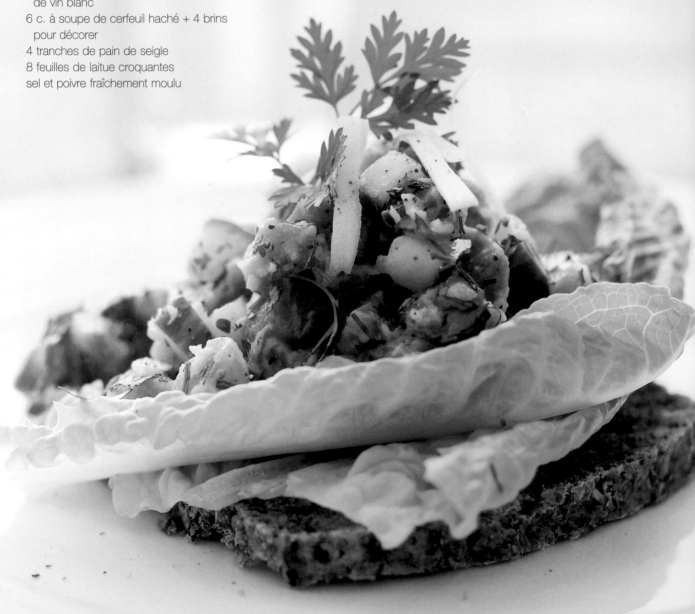

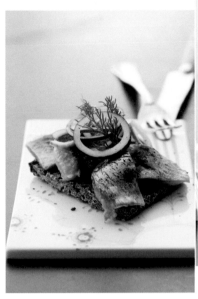
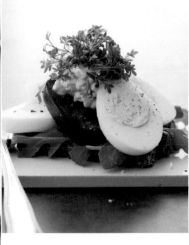
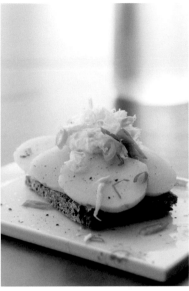

3 tartines pour les dîners quotidiens

Le seigle possède une teneur plus élevée que le blé en fibres, en vitamines B2, B5 et E ainsi qu'en folates. Il contient en outre deux fois plus de lysine, un acide aminé, qui apporte des protéines complètes, ce qui permet de consommer moins de viande.

Tartine de hareng

POUR 2 PERSONNES

2 tranches de pain de seigle
150 g (5 oz) de hareng mariné
    ou de rollmops
20 rondelles d'oignon rouge
6 brins d'aneth
sel et poivre fraîchement moulu

Disposez les tranches de pain sur une assiette. Recouvrez de morceaux de hareng mariné puis de rondelles d'oignon. Décorez de brins d'aneth. Assaisonnez les tartines de sel et de poivre. Dégustez aussitôt.

Tartine à l'œuf et à la tomate

POUR 2 PERSONNES

2 tranches de pain de seigle
2 c. à soupe de fromage frais (cottage)
1 c. à café (1 c. à thé) de moutarde de
    Dijon
20 g (1 tasse) de feuilles de roquette
2 œufs durs coupés en rondelles
2 tomates coupées en rondelles
cresson
sel et poivre fraîchement moulu

Mélangez le fromage frais et la moutarde, puis salez et poivrez.

Disposez les tranches de pain sur une assiette. Recouvrez-les de quelques feuilles de roquette puis de rondelles d'œufs et de tomates. Garnissez le tout de 1 cuillerée à soupe de fromage frais. Salez, poivrez et ajoutez des feuilles de cresson. Dégustez aussitôt.

Tartine aux pommes de terre

POUR 2 PERSONNES

2 tranches de pain de seigle
200 g (¾ tasse) de pommes de terre
    cuites à l'eau et coupées en rondelles
1 c. à soupe d'oignons verts hachés

Pour la crème au raifort

1 c. à soupe de raifort frais râpé + un
    peu pour décorer
2 c. à soupe de yogourt grec (10 %
    de m.g.)
½ c. à café (½ c. à thé) de sucre
1 c. à soupe de jus de citron
sel et poivre fraîchement moulu

Préparez la crème au raifort en mélangeant tous les ingrédients.

Recouvrez le pain de pommes de terre. Ajoutez 1 cuillerée à soupe de crème. Parsemez d'oignons verts, salez, poivrez. Décorez d'une pointe de raifort râpé. Dégustez aussitôt.

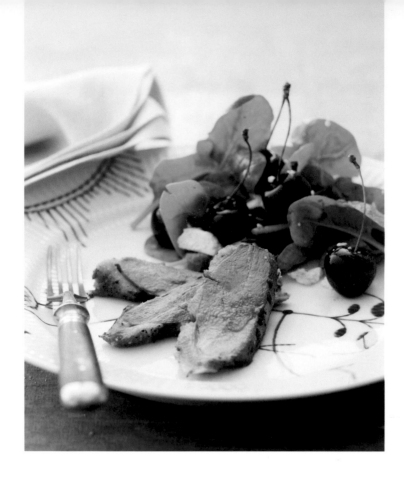

Salade d'épinards au magret de canard et aux cerises

En Scandinavie, la saison des cerises se situe de la fin du mois de juillet au mois d'août. Je les utilise souvent dans des salades et d'autres plats chauds ou froids. Les cerises contiennent de l'acide ellagique, un antioxydant ayant une action préventive contre le cancer.

POUR 4 PERSONNES

2 magrets de canard
200 g (2 tasses) de cerises
1 c. à café (1 c. à thé) de graines
  de coriandre
100 g (2 tasses) de jeunes épinards
1 c. à soupe d'huile de pépins de raisin
2 c. à soupe de vinaigre de framboise
150 g (1 ½ tasse) de feta émiettée
sel et poivre fraîchement moulu

Préchauffez le four à 200 °C (400 °F). Incisez la peau des magrets en la quadrillant.

Écrasez les graines de coriandre et enduisez-en les magrets. Disposez ceux-ci dans un plat allant au four, salez et poivrez. Enfournez et faites cuire 20 minutes. Laissez-les refroidir.

Rincez les épinards sous l'eau froide et égouttez-les bien dans une passoire.

Faites chauffer l'huile dans une poêle, puis faites sauter les cerises 3 à 5 minutes. Déglacez avec le vinaigre, salez et poivrez, puis laissez refroidir les cerises dans la poêle.

Découpez les magrets en fines tranches.

Disposez les feuilles d'épinards dans un grand saladier, puis répartissez dessus les cerises et la feta. Salez, poivrez et mélangez cette salade.

Servez les tranches de magret à part ou mélangez-les à la salade.

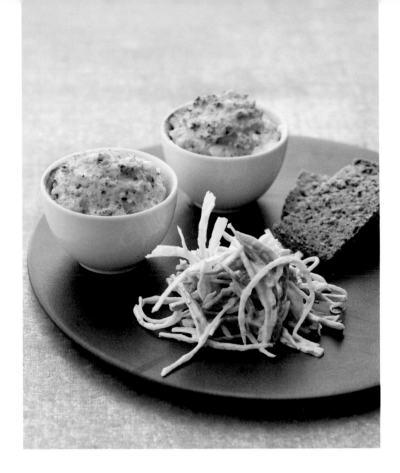

Mini-cocottes de poisson et salade de chou

Profitez du week-end pour préparer ce plat : vous en garderez une part pour votre dîner du lundi au bureau.
Vous pouvez utiliser du cabillaud ou un autre poisson à chair blanche.

POUR 4 À 6 PERSONNES

500 g (1 lb) de filets de lieu jaune (colin)
  sans la peau
2 tiges d'oignons verts, hachées
1 c. à soupe de livèche (persil, cerfeuil
  ou aneth)
2 blancs d'œufs
100 ml (½ tasse) d'eau pétillante
50 g (⅓ tasse) de flocons d'avoine
beurre pour les cocottes
sel et poivre fraîchement moulu
4 tranches de pain de seigle,
  en accompagnement

Pour la salade de chou

200 g (1 tasse) de chou blanc, 2 carottes
1 c. à soupe de graines de sésame grillées

Pour l'assaisonnement

2 c. à soupe de moutarde en poudre
2 c. à soupe de vinaigre de vin blanc
1 c. à café (1 c. à thé) de miel
3 c. à soupe de yogourt maigre

Préchauffez le four à 200 °C (400 °F).

Découpez les filets de poisson en petits morceaux. Placez ceux-ci dans le bol d'un robot et mixez-les assez grossièrement. Ajoutez l'oignon vert et les herbes aromatiques. Mixez le tout encore 1 minute, puis ajoutez les blancs d'œufs et mixez à nouveau 2 minutes.

Versez le contenu du mixeur dans un grand saladier. Ajoutez l'eau pétillante et les flocons d'avoine. Salez et poivrez.

Beurrez 4 ou 6 mini-cocottes et versez-y la préparation à base de poisson. Enfournez et laissez cuire 15 minutes.

Préparez la salade de chou : hachez finement le chou et râpez les carottes. Mélangez le tout dans un saladier avec les graines de sésame. Salez et poivrez à votre convenance.

Servez les cocottes encore tièdes avec la salade de chou et le pain de seigle.

CONSEIL À la place des cocottes, vous pouvez façonner des petites galettes de poisson avec la préparation et les faire frire dans le beurre 4 à 5 minutes en les retournant une fois.

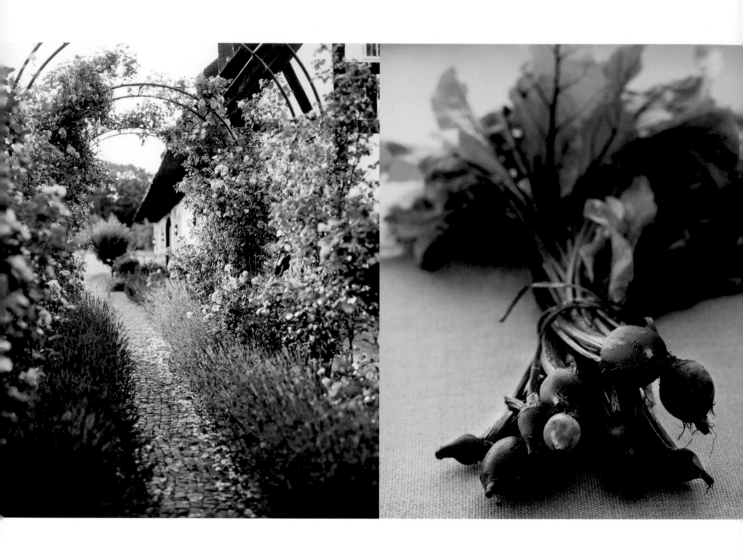

La betterave contient une quantité modérée de glucides et constitue une bonne source de vitamine C et de potassium, des nutriments jouant un rôle essentiel dans la contraction des muscles et par conséquent dans la régulation du rythme cardiaque.

Elle contient aussi des bioflavonoïdes et des caroténoïdes, antioxydants qui atténuent l'oxydation du cholestérol HDL – le bon cholestérol –, protègent la paroi des artères et préviennent les maladies cardiovasculaires.

Les sucres naturels présents dans la betterave favorisent en outre l'absorption de ces nutriments.

Enfin, la betterave est recommandée aux femmes enceintes, car c'est l'une des meilleures sources d'acide folique (qui protège le fœtus contre le spina-bifida), et elle contient de la silice, qui favorise l'absorption du calcium.

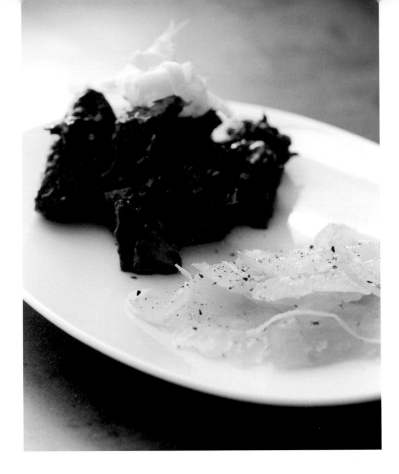

Lieu jaune (colin) mariné et salade de betteraves

Le poisson apporte des protéines sous une forme plus saine et moins grasse que la viande. Il convient idéalement au dîner, car il est léger et facile à digérer. Le lieu jaune fait partie de la famille de la morue et s'avère tout aussi riche que cette dernière sur le plan nutritif, bien que légèrement moins savoureux. Doté d'une faible teneur en graisses saturées, il est riche en riboflavine, niacine, vitamine B6, magnésium et potassium. C'est en outre une excellente source de protéines, de vitamine B12, de phosphore et de sélénium, un minéral antioxydant. De plus, il fait l'objet d'une pêche moins intensive que la morue.

POUR 4 PERSONNES

400 g (14 oz) de filets de lieu jaune (colin)
  sans la peau

2 c. à soupe de sel de mer
  ou d'un autre sel en paillettes

1 c. à café (1 c. à thé) de sucre

le zeste râpé de ½ citron non traité

pain de seigle, en accompagnement

Pour la salade de betteraves

400 g (2 tasses) de betteraves crues

4 c. à soupe de raifort frais râpé

2 c. à soupe de jus de citron vert

200 ml (¾ tasse) de yogourt maigre

sel et poivre fraîchement moulu

Déposez les filets de poisson dans un plat allant au four doté de hauts rebords. Mélangez le sel, le sucre et le zeste de citron puis enduisez les deux faces des filets avec ce mélange. Couvrez le plat de film alimentaire et entreposez-le 4 heures au réfrigérateur.

Préparez la salade de betteraves : faites cuire les betteraves 30 minutes dans une casserole d'eau salée. Égouttez-les et rincez-les à l'eau froide. Épluchez-les et coupez-les en dés de 2 cm (¾ po) de côté.

Mélangez les dés de betterave avec le raifort, le jus de citron vert et le yogourt. Salez et poivrez à votre convenance.

Lorsque les filets ont fini de mariner, enlevez légèrement le mélange à base de sel, puis coupez-les en très fines tranches.

Servez-les avec la salade de betteraves et le pain de seigle.

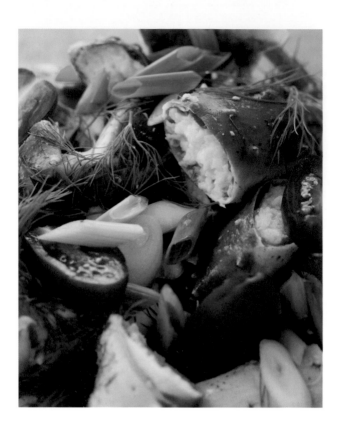

Salade au crabe royal

Le crabe royal géant est originaire du Pacifique Nord et de la mer de Barents. Des biologistes l'introduisirent dans les eaux européennes à titre d'expérience. Ils crurent dans un premier temps que l'expérience était un échec jusqu'à ce que le crabe royal géant commence à se multiplier, dans les années 1970. Il est aujourd'hui présent à l'ouest de la côte norvégienne. La chair de crabe est très riche en acides gras oméga 3 et contient beaucoup de zinc, un oligo-élément combattant les infections.

POUR 4 PERSONNES

1 kg (2 ¼ lb) de pinces de crabe royal
2 grands brins d'aneth hachés
200 g (1 ⅓ tasse) de tomates cerises
    coupées en deux
2 tiges d'oignons verts, coupées
    en rondelles
1 piment rouge finement haché
le jus de 1 citron
2 c. à soupe d'huile d'olive extra vierge
sel et poivre fraîchement moulu
pain d'épeautre (voir p. 138) ou petits pains
    de seigle (voir p. 130), en accompagnement

Pour le court-bouillon

2 c. à soupe de gros sel
1 c. à soupe de grains de poivre entiers
5 rondelles de citron non traité

Préparez le court-bouillon : versez 5 litres (20 tasses) d'eau dans une marmite et ajoutez le gros sel, les grains de poivre et les rondelles de citron. Portez le tout à ébullition. Déposez les pattes de crabe dans la marmite, couvrez et laissez cuire 7 minutes. Égouttez-les et laissez-les refroidir.

Coupez les pattes de crabe avec la carapace en petits tronçons de 2 à 3 cm (1 po) à l'aide d'un couteau bien aiguisé et disposez-les dans un grand saladier. Ajoutez l'aneth, les tomates, l'oignon vert, le piment, le jus de citron et l'huile d'olive. Mélangez le tout délicatement. Salez et poivrez à votre convenance, et mélangez à nouveau. Servez aussitôt la salade avec le pain d'épeautre ou les petits pains de seigle.

CONSEIL Mettez à disposition de vos convives des fourchettes à crustacés, afin qu'ils puissent extraire facilement la chair du crabe de sa carapace.

Tarama scandinave au pain de seigle

Voici la version scandinave du tarama avec des œufs d'esturgeon. Tout comme les œufs de poule, ceux de poisson ont une teneur élevée en cholestérol. Mais ils constituent aussi une excellente source de vitamine C, E et B12, de thiamine et de folates ainsi qu'une bonne source de protéines, de vitamine E, de riboflavine, de vitamine B12, de phosphore et de sélénium, ce qui leur confère un pouvoir antioxydant. Ils contiennent en outre des acides gras oméga 3.

POUR 4 PERSONNES (OU 2 DÎNERS DE 2 PERSONNES)

400 g (14 oz) d'œufs d'esturgeon
  (ou de poissons pêchés localement)

Pour le court-bouillon

1 c. à soupe de gros sel
1 c. à soupe de grains de poivre noir
  entiers
3 rondelles de citron non traité

En accompagnement

tranches de pain de seigle
salade verte
jus de citron

Préparez le court-bouillon: versez 3 litres (12 tasses) d'eau dans une marmite et ajoutez le gros sel, les grains de poivre et les rondelles de citron. Portez le tout à ébullition.

Déposez les œufs de poisson dans la marmite et laissez cuire 30 minutes. Égouttez-les à l'aide d'une écumoire et laissez-les refroidir.

Enlevez la membrane des œufs, placez-les dans le bol d'un robot avec les autres ingrédients et mixez le tout pour obtenir une pâte de consistance crémeuse. Salez et poivrez à votre convenance.

Servez le tarama avec des rôties de pain de seigle et une salade verte assaisonnée d'un peu de jus de citron.

CONSEIL Vous pouvez préparer le tarama à l'avance (il se conserve 3 jours au réfrigérateur) afin de pouvoir en emporter pour votre dîner.

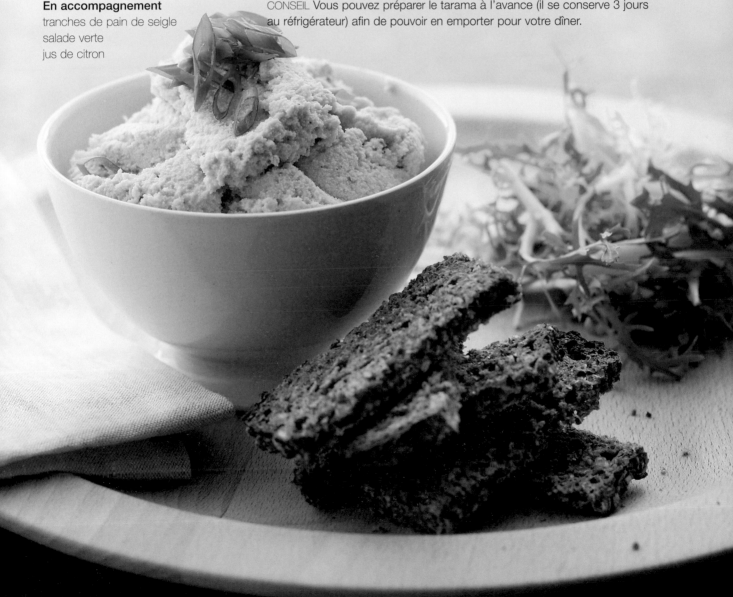

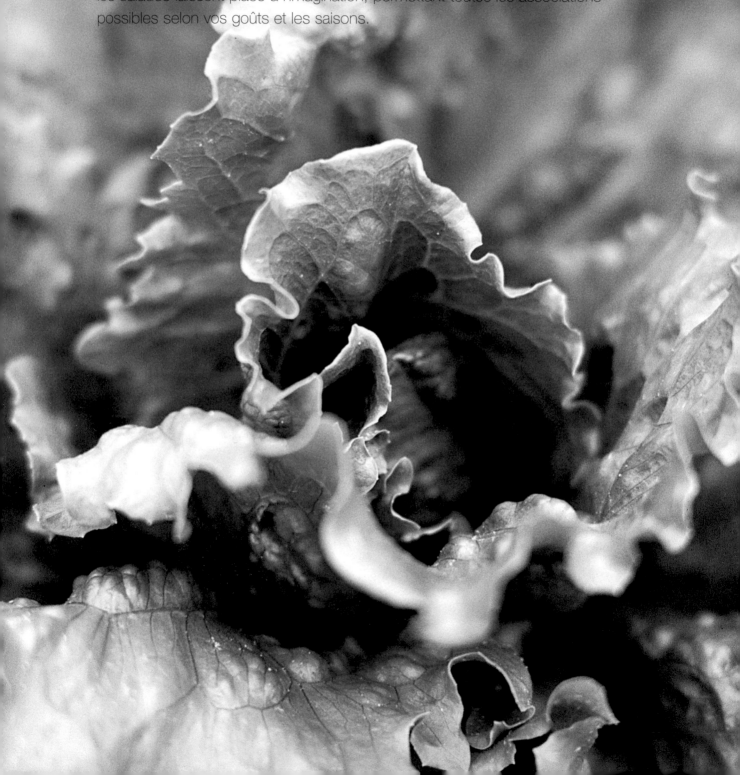

Salades

Les salades offrent une bonne occasion de consommer des légumes variés,
mais aussi des fruits. Contenant de nombreux ingrédients dotés de qualités
nutritives variées, elles permettent d'équilibrer le régime alimentaire. Leurs ingrédients
conservent en outre toutes leurs propriétés, car ils sont consommés crus. De plus,
les salades laissent place à l'imagination, permettant toutes les associations
possibles selon vos goûts et les saisons.

Salade verte aux radis et au maquereau ou au hareng fumé

En été, je prépare cette salade pour le souper ou le dîner, à la fois consistante et qui constitue un excellent repas léger lorsqu'il fait chaud.

POUR 4 PERSONNES

10 radis émincés
200 g (7 oz) de maquereau ou de
  hareng fumé
400 g (2 tasses) de pommes de terre
  nouvelles cuites à l'eau, coupées en
  rondelles
100 g (4 tasses) de feuilles de frisée coupées
  en morceaux
100 g (4 tasses) de mâche
4 c. à soupe de ciboulette hachée
150 g (1 tasse) de petites tomates coupées en deux
pain de seigle, en accompagnement

Pour l'assaisonnement

150 ml (⅔ tasse) de yogourt nature maigre
2 c. à soupe de moutarde de Dijon
2 c. à soupe de jus de citron
sel et poivre fraîchement moulu

Enlevez la peau et les éventuelles arêtes des poissons et coupez leur chair en petits morceaux. Dans un saladier, mélangez les morceaux de poisson aux autres ingrédients de la salade.

Préparez l'assaisonnement en mélangeant tous les ingrédients dans un bol.

Servez la salade avec du pain de seigle et l'assaisonnement à part.

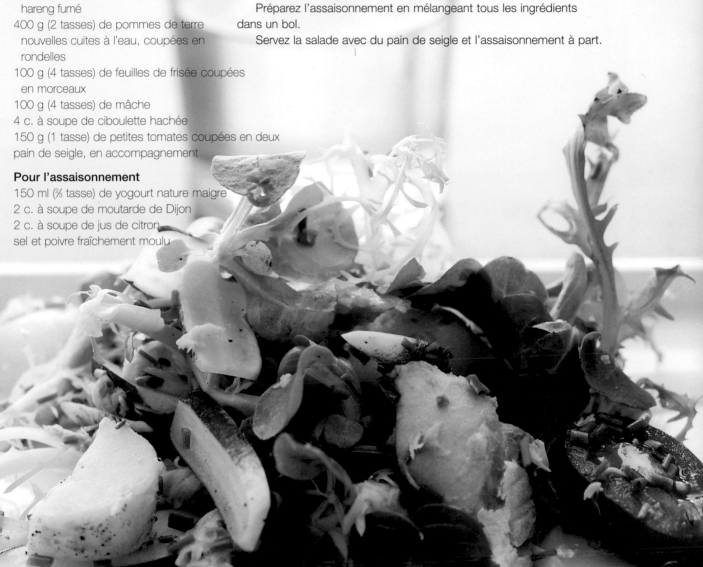

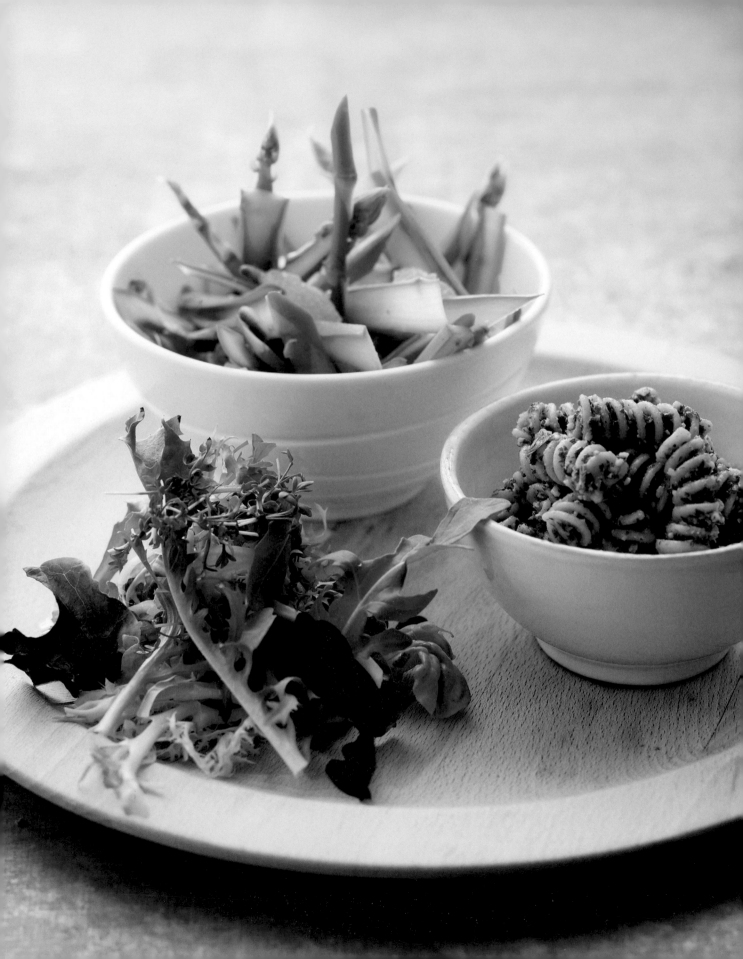

L'ASPERGE Lorsque j'étais enfant, nous ne mangions des asperges qu'une fois par an, au printemps. Je n'aimais que les tiges vertes et fraîches, et je n'ai jamais apprécié les asperges blanches en conserve, que je trouvais molles et trop sucrées. Bien des années après, j'ai réalisé que les asperges en boîte avaient un rapport avec les tiges vertes et fraîches tant appréciées durant le mois de mai! Et je redécouvris ce légume blanc cuit à l'eau. L'asperge est prisée pour ses qualités nutritives, car il s'agit de l'un des seuls légumes contenant de la vitamine E. Les glucosides qu'elle renferme ont en outre la réputation d'être anti-inflammatoires, et soulageraient donc l'arthrite rhumatoïde.

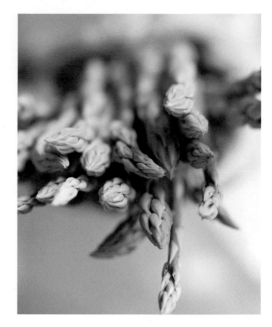

Salades printanières

Confectionnez un souper léger en accompagnant ces deux salades d'une petite salade verte et de pain fait maison.

Salade d'asperges

POUR 4 PERSONNES

1 botte d'asperges vertes
2 citrons
2 c. à soupe de pignons de pin
1 c. à soupe d'huile d'olive extra vierge
sel et poivre fraîchement moulu

Coupez le tiers inférieur de chaque asperge (gardez le reste pour un bouillon ou une soupe). Émincez très finement les asperges dans le sens de la longueur.

Pelez à vif l'un des citrons en le laissant entier. Prélevez les quartiers du citron en coupant la chair au niveau des interstices.

Faites griller les pignons à sec quelques minutes dans une poêle jusqu'à ce qu'ils soient dorés.

Mélangez les asperges, les morceaux de citron et les pignons dans un saladier. Ajoutez le jus de l'autre citron et l'huile d'olive. Salez et poivrez la salade à votre convenance.

Salade de pâtes au pistou d'herbe aux goutteux

POUR 4 PERSONNES

300 g (4 tasses) de pâtes d'épeautre

Pour le pistou d'herbe aux goutteux

100 g (4 tasses) d'herbe aux goutteux, les feuilles terminales uniquement
1 petite gousse d'ail hachée
3 c. à soupe d'huile de colza ou d'huile d'olive
40 g (⅓ tasse) d'amandes
3 c. à soupe de jus de citron
sel et poivre fraîchement moulu

L'HERBE AUX GOUTTEUX (Aegopodium podagraria) appartient à la famille des carottes. Elle aurait été introduite comme plante nourricière en Grande-Bretagne par les Romains, puis en Europe du Nord par des moines du Moyen Âge, qui la cultivaient comme herbe médicinale. Culpeper, botaniste au XVIIe siècle, écrivait: « Elle soigne la goutte (d'où son nom vernaculaire) et la sciatique. Elle est employée pour les douleurs articulaires et d'autres affections liées au froid. » Cette herbe parasite courant dans les taillis et les jardins mal entretenus est aussi extrêmement répandue en bordure des villages et des villes.

Récoltez l'herbe aux goutteux au printemps. Rincez-la et égouttez-la. Placez-la dans le bol d'un robot avec les autres ingrédients, à l'exception du sel et du poivre. Mixez le tout de façon à obtenir un mélange homogène. Salez et poivrez le pistou à votre convenance (ajoutez éventuellement un peu de jus de citron).

Faites cuire les pâtes d'épeautre 8 à 10 minutes dans une casserole d'eau légèrement salée afin qu'elles soient al dente. Égouttez-les et laissez-les refroidir. Déposez les pâtes dans un saladier et mélangez-les au pistou. Salez et poivrez.
CONSEIL À défaut d'herbe aux goutteux, utilisez du persil, de la roquette ou – uniquement au printemps – des feuilles de pissenlit.

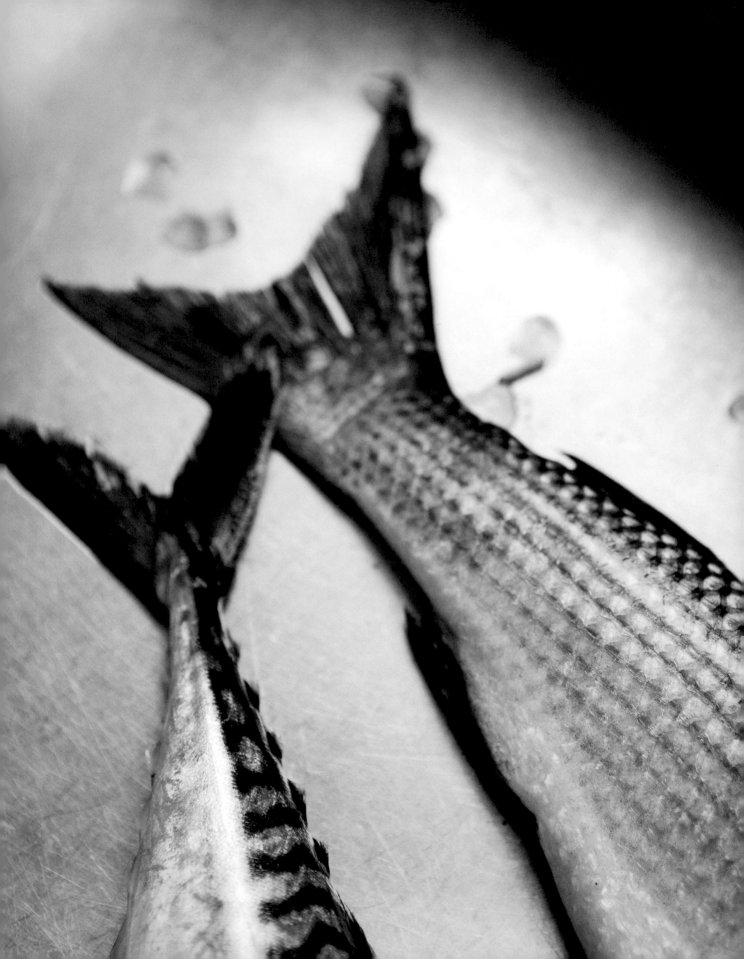

Salade de maquereau fumé à la ciboulette sur pain de seigle

C'est au mois d'août que les maquereaux fumés sont les meilleurs, car les poissons sont alors parvenus à complète maturité et sont un peu plus gras ; c'est donc la période de fumaison idéale des maquereaux. À cette époque, leur saveur est parfois trop prononcée pour qu'ils soient simplement consommés frits. Le maquereau est l'une des meilleures sources d'acides gras oméga 3, indispensables au bon fonctionnement du cœur et du cerveau et favorisant la fluidité du sang.

POUR 2 PERSONNES

½ maquereau fumé
½ concombre coupé en fines rondelles
1 petit oignon rouge finement haché
1 botte de ciboulette finement hachée
1 c. à soupe de câpres lavées et égouttées
1 œuf dur finement haché
100 g (2 tasses) de laitue frisée
sel et poivre fraîchement moulu

En accompagnement

2 tranches de pain de seigle
5 ou 6 radis hachés

Retirez avec soin les arêtes et la peau du maquereau et découpez sa chair en petits morceaux.

Dans un saladier, mélangez le maquereau avec le reste des ingrédients. Servez la salade sur 1 tranche de pain de seigle garnie de radis hachés.

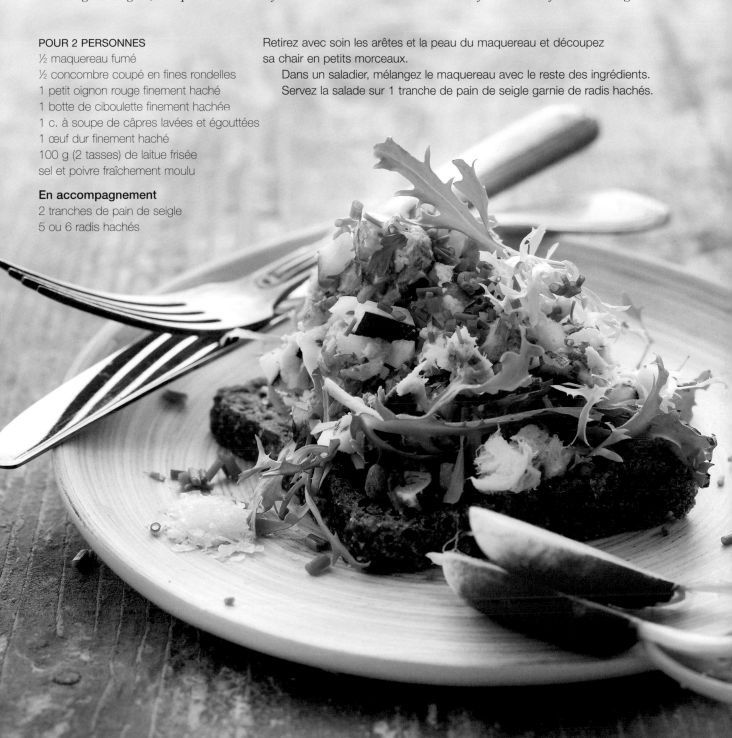

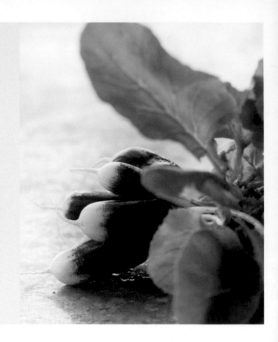

Salades d'été

Il est faux de penser que les légumes ne procurent pas une impression de satiété. Ils rassasient et n'obligent pas à faire une sieste après dîner pour digérer. Sachez que vous pouvez vous habituer à ne pas manger de viande tous les jours. Remplacer la viande par une grande quantité de légumes permet de se sentir en forme après le repas. Il faut sans doute quelques semaines pour s'habituer à ce changement de régime alimentaire, mais l'on en ressent rapidement les bienfaits.

Chou pointu aux crevettes, cresson et radis

POUR 4 PERSONNES

160 g (1 tasse) de chou pointu
200 g (7 oz) de crevettes cuites et décortiquées
150 g (1 ½ tasse) de radis coupés en rondelles
50 g (1 tasse) de cresson
2 c. à soupe de vinaigre de vin blanc
1 c. à soupe d'huile de colza ou d'huile d'olive extra vierge
sel et poivre fraîchement moulu

Coupez le chou en rondelles, lavez-le à l'eau froide et laissez-le égoutter dans une passoire.

Dans un saladier, mélangez le chou, les crevettes, les radis, le cresson, le vinaigre et l'huile. Salez et poivrez la salade à votre convenance. Servez-la immédiatement.

Salade de tomates et de concombre à la menthe fraîche

POUR 4 PERSONNES

1 concombre
250 g (1 ⅔ tasse) de tomates cerises rouges et jaunes (ou de grosses tomates)
2 c. à soupe de menthe hachée
le jus de ½ citron
sel et poivre fraîchement moulu

Coupez le concombre en deux dans la longueur et épépinez-le. Taillez-le en tranches. Coupez les tomates en deux.

Dans un saladier, mélangez le concombre, les tomates, la menthe et le jus de citron. Salez et poivrez la salade à votre convenance. Servez-la aussitôt.

Salade de fenouil aux fraises et à la feta, vinaigrette à la framboise

POUR 4 PERSONNES

1 bulbe de fenouil
150 g (¾ tasse) de fraises
125 g (¾ tasse) de feta

Pour l'assaisonnement

50 g (½ tasse) de framboises
2 c. à soupe de vinaigre de framboise

Coupez le fenouil en très fines tranches à l'aide d'une mandoline. Déposez les tranches dans un récipient d'eau froide et laissez-les tremper 30 minutes afin qu'elles se recourbent. Égouttez-les.

Coupez les fraises en deux puis mélangez-les délicatement au fenouil. Préparez la vinaigrette en mixant les framboises avec le vinaigre.

Disposez la salade sur un plat de service.

Émiettez la feta par-dessus et arrosez-la de vinaigrette. Servez-la sans attendre.

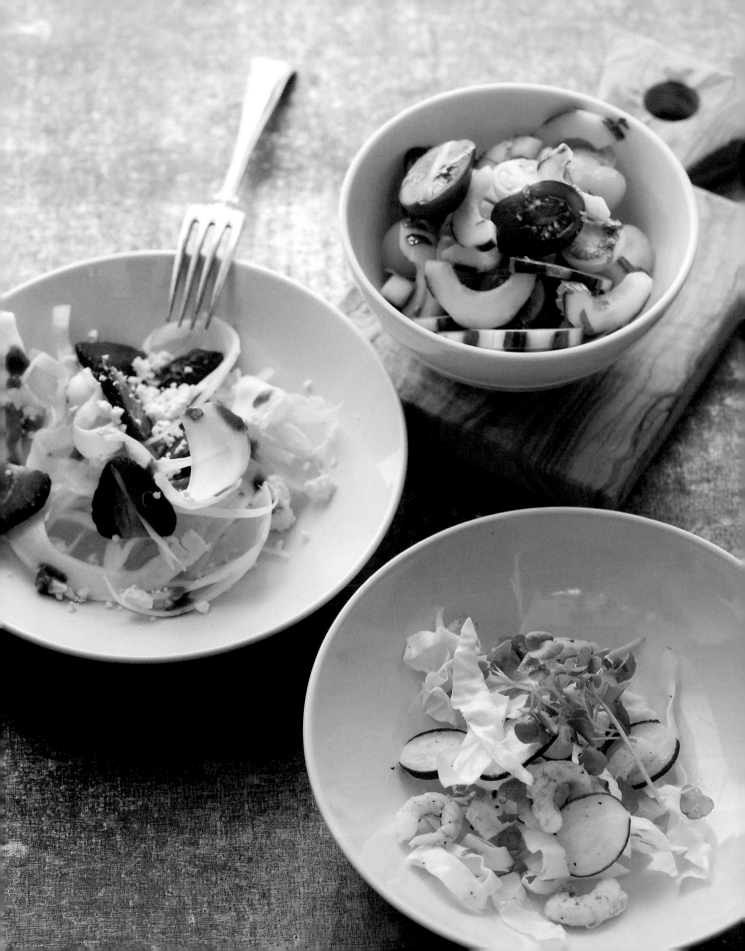

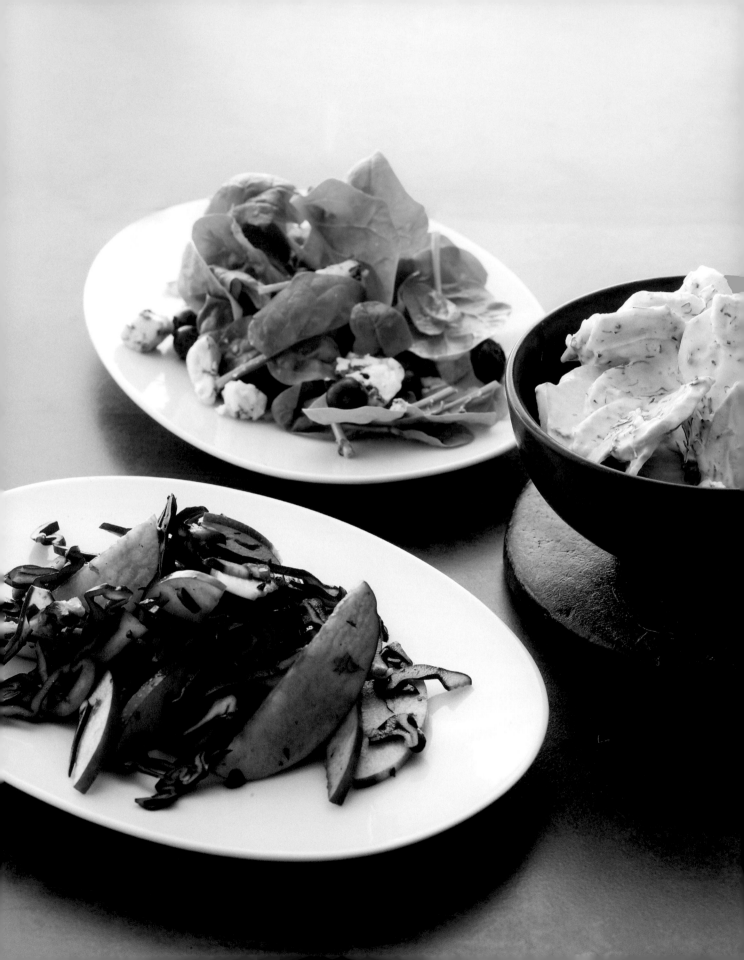

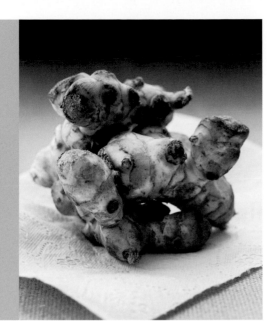

LE TOPINAMBOUR, cultivé à l'origine par les Amérindiens, contient très peu de graisses saturées, de cholestérol et de sodium, mais est riche en fer et en vitamine C – un antioxydant – ainsi qu'en thiamine, en phosphore et en potassium. Il possède également une teneur élevée en probiotiques, c'est-à-dire en éléments non digestibles stimulant le développement des bactéries utiles au système digestif. Cette plante extrêmement facile à cultiver est d'un rendement surprenant. La saison du topinambour débute en octobre. Parce qu'il se conserve difficilement, il est préférable de le laisser en terre durant l'hiver. Il peut alors être récolté jusqu'en mars-avril.

Salades d'automne

En automne, de nombreux légumes-racines peuvent être utilisés pour préparer une grande variété de salades. Tous peuvent être cuits puis servis avec un assaisonnement au yogourt ou à l'huile et au vinaigre, mais la betterave, la carotte et le topinambour peuvent aussi être consommés crus. Ce dernier sera alors coupé en fines rondelles ou râpé. Préparez pour le souper les trois salades suivantes réunies, en les accompagnant de pain d'épeautre fait maison, ou servez-les séparément pour accompagner une viande ou un poisson.

Salade de topinambours à la sauce « verde » froide

POUR 4 PERSONNES
600 g (3 tasses) de topinambours

Sauce « verde »
100 ml (½ tasse) de yogourt maigre
2 c. à soupe d'aneth haché
2 c. à soupe de persil haché
1 c. à soupe de jus de citron
sel et poivre fraîchement moulu

Mélangez tous les ingrédients de la sauce dans un grand saladier.

Épluchez les topinambours et coupez-les en très fines tranches. Mélangez-les immédiatement à la sauce afin qu'ils ne se décolorent pas. Salez et poivrez la salade à votre convenance.

Salade aux bleuets et au bleu

POUR 4 PERSONNES
150 g (6 tasses) d'épinards frais
150 g (1 ½ tasse) de bleuets, ou de fruits de saison
75 g (⅔ tasse) de bleu coupé en dés

Pour l'assaisonnement
2 c. à soupe de vinaigre balsamique
1 c. à soupe d'huile de colza ou d'huile d'olive
sel et poivre fraîchement moulu

Lavez les épinards 3 ou 4 fois dans une grande quantité d'eau froide. Égouttez-les bien dans une passoire. Rincez les bleuets et égouttez-les.

Dans un grand saladier, réunissez les épinards, les bleuets et les dés de bleu. Préparez l'assaisonnement et versez-le sur la salade. Salez et poivrez à votre convenance et mélangez le tout.

Salade de chou rouge cru

POUR 4 PERSONNES
200 g (1 ¼ tasse) de chou rouge râpé finement
1 pomme coupée en fines rondelles
50 g (½ tasse) de cerneaux de noix

Pour l'assaisonnement
1 c. à café (1 c. à thé) de gelée de pomme
1 ½ c. à soupe de vinaigre de vin blanc
1 c. à soupe d'huile de noix
sel et poivre fraîchement moulu

Faites griller les cerneaux de noix dans une poêle à sec jusqu'à ce qu'ils soient dorés. Hachez-les grossièrement. Mélangez le chou rouge, les pommes et les noix dans un saladier.

Préparez l'assaisonnement : mélangez la gelée de pomme et le vinaigre puis incorporez l'huile au fouet. Salez et poivrez à votre convenance.

Mélangez l'assaisonnement à la salade et servez aussitôt.

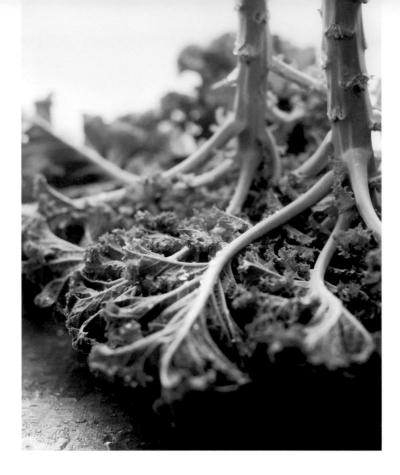

Salade de chou frisé au poulet

Le chou frisé est un légume très précieux l'hiver, qui peut être utilisé en salade à la place de la laitue, dans un plat de pâtes ou incorporé à une purée de pommes de terre. Vous pouvez également imaginer d'autres façons de l'utiliser au quotidien.

POUR 4 PERSONNES

1 poulet bio
2 feuilles de laurier
1 c. à soupe de sel
1 c. à soupe de grains de poivre
300 g (1 ½ tasse) de céleri-rave
300 g (1 ½ tasse) de chou frisé
pain à l'épeautre, en accompagnement
sel et poivre fraîchement moulu

Pour l'assaisonnement

1 c. à soupe de moutarde de Dijon
3 c. à soupe de jus de citron
1 c. à soupe d'huile d'olive extra vierge
1 c. à soupe de câpres hachées

Mettez le poulet dans une marmite avec 3 litres (12 tasses) d'eau, le laurier, la cuillerée à soupe de sel et de grains de poivre. Faites-le cuire 1 heure à feu doux. Laissez-le refroidir dans le bouillon.

Préchauffez le four à 200 °C (400 °F). Épluchez le céleri et coupez-le en bâtonnets. Placez ceux-ci dans un plat à four, salez et poivrez. Enfournez et faites cuire 20 minutes. Laissez refroidir.

Égouttez le poulet (conservez le bouillon pour préparer une soupe ou un risotto). Dépiautez-le et détachez la chair des os. Coupez-la en petits morceaux.

Hachez le chou finement. Mélangez-le dans un saladier avec le poulet et le céleri.

Préparez l'assaisonnement : dans un bol, mélangez la moutarde et le jus de citron ; ajoutez l'huile petit à petit puis les câpres.

Mélangez l'assaisonnement à la salade. Salez et poivrez à votre convenance.

Disposez la salade dans un plat de service et dégustez-la avec du pain d'épeautre.

Le chou frisé est une excellente source de fibres solubles, de vitamines A, C et K aux propriétés antioxydantes, et de vitamines B, stimulantes. Doté d'une grande quantité de composés phytochimiques soufrés à l'effet préventif contre certains cancers, il contient également des folates – utiles chez les femmes enceintes – et de la lutéine pour une bonne vision. Le chou est facile à cultiver, notamment sous les climats froids, et une légère gelée rend ses feuilles particulièrement douces.

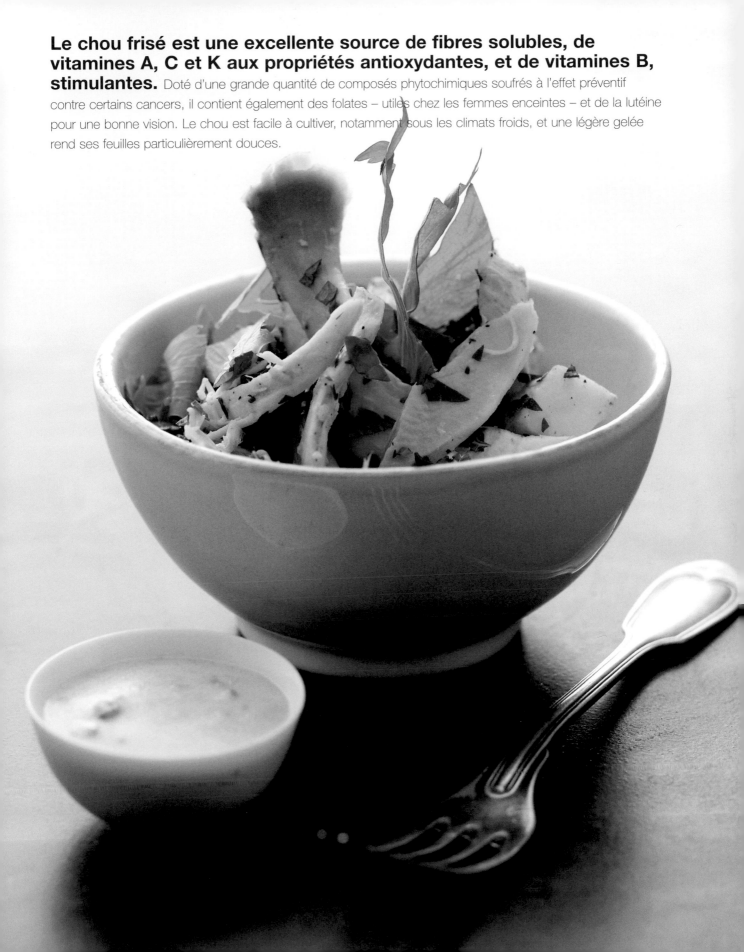

Salades d'hiver

Il est possible de préparer de délicieuses salades toute l'année. L'hiver, il suffit d'associer des légumes de saison à volonté et de leur ajouter différents assaisonnements. Préparez pour le souper les trois salades suivantes réunies en les accompagnant d'une baguette d'épeautre (page 137).

Salade de pommes de terre au chou frisé

Les pommes de terre de l'hiver n'ont pas beaucoup de saveur et sont souvent très farineuses. Il est donc préférable de les cuire au four, de les écraser ou de les préparer en salade.

POUR 4 PERSONNES
400 g (1 ½ tasse) de pommes de terre
500 g (3 tasses) de chou frisé

Pour l'assaisonnement
2 c. à soupe de moutarde à
   l'ancienne
2 c. à soupe de moutarde de Dijon
1 c. à soupe de vinaigre de vin blanc
2 c. à soupe d'huile de colza ou
   d'huile d'olive extra vierge
1 c. à café (1 c. à thé) de miel
sel et poivre fraîchement moulu

Épluchez les pommes de terre si nécessaire (selon la variété) et faites-les cuire à l'eau jusqu'à ce qu'elles soient légèrement tendres. Coupez-les en morceaux. Ôtez les tiges du chou et hachez finement ses feuilles. Mélangez les pommes de terre et le chou dans un saladier.

Préparez l'assaisonnement dans un bol en mélangeant la moutarde et le vinaigre ; ajoutez l'huile petit à petit en fouettant. Salez et poivrez à votre convenance. Mélangez l'assaisonnement à la salade.
CONSEIL Cette salade est délicieuse avec du poulet rôti ou de la morue.

Choux de Bruxelles aux pommes et à l'huile de noix

Ne faites jamais trop cuire les choux de Bruxelles, car ils perdraient leur goût de noisette et leur texture croquante.

POUR 4 PERSONNES
500 g (3 tasses) de choux de
   Bruxelles
200 g (1 ¾ tasse) de pommes
   coupées en rondelles
1 piment vert épépiné et haché
2 c. à soupe de vinaigre de cidre
2 c. à soupe d'huile de noix
sel et poivre fraîchement moulu

Si nécessaire, enlevez les feuilles extérieures des choux de Bruxelles, puis coupez les choux en deux. Faites-les cuire 5 minutes dans de l'eau bouillante salée, puis égouttez-les.

Dans un saladier, mélangez les choux de Bruxelles, les rondelles de pommes, le piment, le vinaigre et l'huile de noix. Salez et poivrez la salade à votre convenance.

Scorsonères (salsifis) à l'oignon rouge et au persil

Les racines de la scorsonère, ou salsifis noir, sont généralement très sales et plutôt difficiles à nettoyer, mais leur saveur mérite l'effort qu'elles exigent.

POUR 4 PERSONNES
500 g (4 ½ tasses) de scorsonères
   (ou de salsifis)
lait pour le trempage
1 c. à soupe d'huile de colza
1 oignon rouge coupé en deux
   puis émincé
8 c. à soupe de persil plat
   grossièrement haché
sel et poivre fraîchement moulu

Épluchez les scorsonères (salsifis) et lavez-les. Coupez-les en rondelles épaisses et faites-les tremper dans le lait pour éviter qu'elles ne changent de couleur.

Égouttez les rondelles de scorsonères et faites-les frire à la poêle dans l'huile avec l'oignon rouge 3 à 5 minutes. Salez et poivrez.

Déposez-les sur un plat de service et parsemez-les de persil.

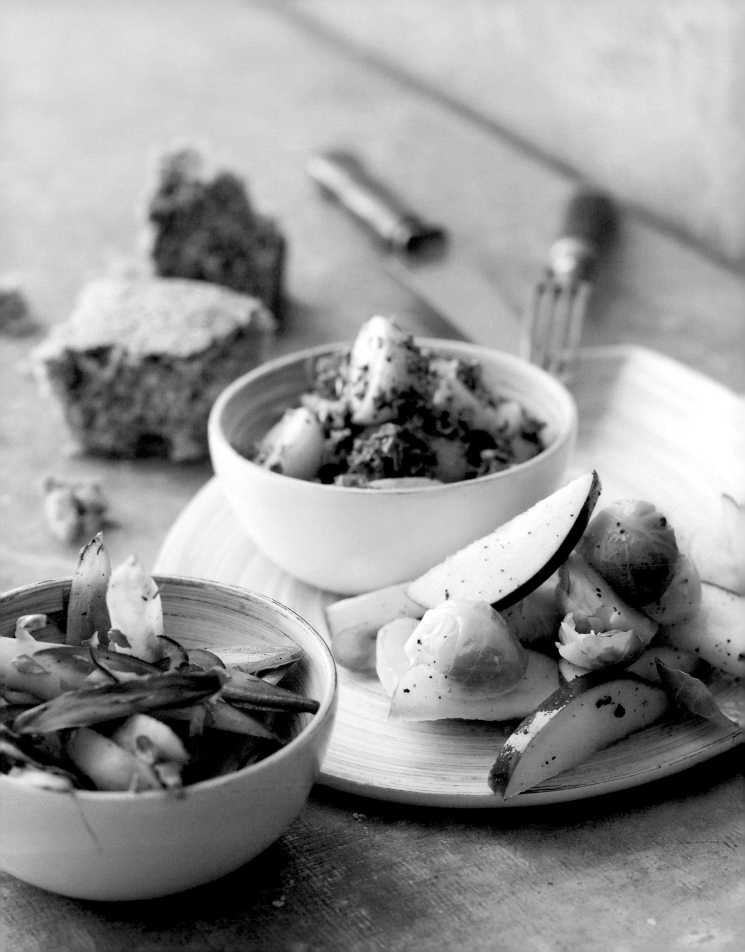

Plats végétariens

L'idée selon laquelle un repas doit se composer de viande et de deux légumes n'a plus lieu d'être aujourd'hui. Il n'est, en effet, pas nécessaire de consommer chaque jour de la viande ou du poisson. En outre, la plupart d'entre nous consomment trop de protéines. Pour équilibrer son alimentation, il est recommandé de prendre un ou plusieurs repas au cours de la semaine composés uniquement d'aliments végétariens : cela permet d'absorber une quantité importante de fibres et d'éléments d'une grande richesse nutritive. Je prépare souvent des repas composés d'une grande salade, d'un ragoût végétarien ou de pâtes aux légumes. Il est important que vos repas aient des qualités gastronomiques, c'est-à-dire qu'ils soient savoureux et variés. Faites appel à votre imagination et associez à votre guise différents légumes, herbes et épices.

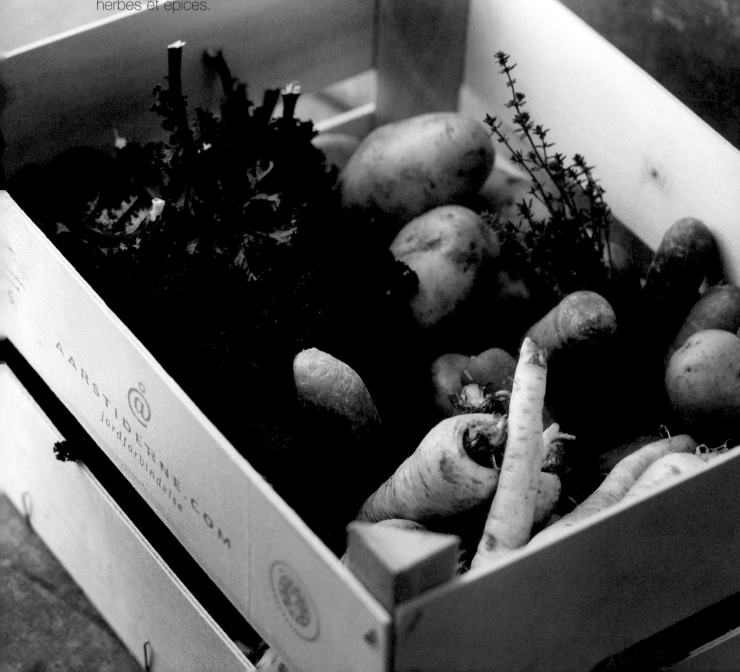

Concassé de pommes de terre et sauce aux légumes

Ce concassé de pommes de terre accompagné de poireaux, de céleri, de betteraves et de noix est plutôt simple à préparer et constitue un délicieux plat végétarien : l'un de mes favoris en hiver.

POUR 4 PERSONNES

400 g (2 tasses) de céleri-rave épluché
  et coupé en dés
400 g (1 ½ tasse) de pommes de terre
  épluchées et coupées en gros dés
2 gousses d'ail hachées
1 c. à café (1 c. à thé) de grains
  de poivre entiers
1 c. à soupe de fleur de sel
2 feuilles de laurier
2 c. à soupe d'huile de colza ou d'olive

Pour la sauce aux légumes

1 c. à soupe d'huile de colza
1 gousse d'ail hachée
200 g (1 tasse) de betteraves crues épluchées
  et coupées en très petits dés
2 branches de céleri finement hachées
2 poireaux finement hachés
50 g (½ tasse) de cerneaux de noix hachés
sel et poivre fraîchement moulu

Dans une grande marmite, déposez le céleri-rave, les pommes de terre, l'ail, les grains de poivre, le sel et les feuilles de laurier. Recouvrez généreusement les légumes d'eau. Portez à ébullition et laissez mijoter 30 minutes.

Pendant que les légumes cuisent, préparez la sauce : faites chauffer l'huile dans une poêle, ajoutez l'ail et la betterave et laissez-les cuire 5 minutes à feu doux. Incorporez le reste des légumes et les noix. Poursuivez la cuisson pendant 5 minutes. Salez et poivrez à votre convenance. Gardez la sauce au chaud.

Égouttez les pommes de terre et le céleri-rave et placez-les dans un grand saladier. Ajoutez l'huile et écrasez les légumes en les mélangeant bien. Salez et poivrez le tout à votre convenance.

Servez le concassé avec la sauce à part.

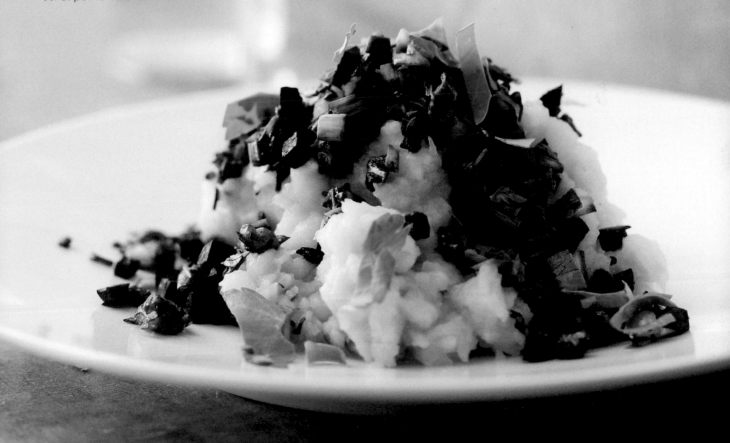

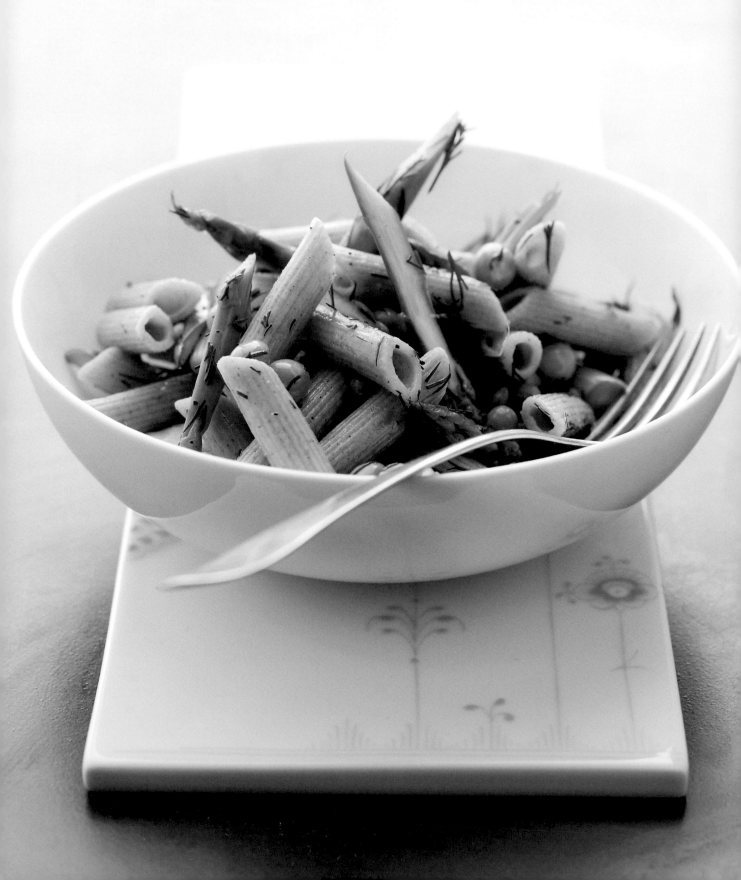

L'ANETH est une herbe médicinale ancienne déjà mentionnée dans la Bible. Riche en niacine, en phosphore, en zinc et en cuivre, il a aussi une teneur élevée en vitamines A et C, en riboflavine, en vitamine B6 et en folates. Il contient en outre du calcium, du fer, du magnésium, du potassium et du manganèse ainsi que des composés phytochimiques à l'effet préventif contre le cancer et aux propriétés antibactériennes. La cuisson de l'aneth altère sa saveur: il convient donc de l'ajouter au dernier moment. Il est très facile à cultiver et se multiplie souvent seul. Il pousse du mois de juin à la fin de l'automne.

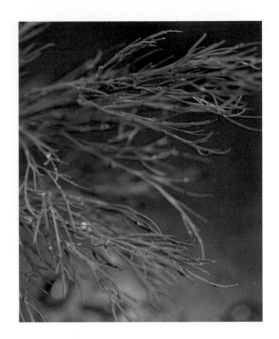

Pâtes d'épeautre aux oignons verts, aux asperges, à l'aneth et aux petits pois

Si vous disposez de peu de temps pour cuisiner chaque jour, n'hésitez pas à préparer des plats de pâtes contenant une grande variété de légumes, simples et excellents pour la santé, et à les accompagner d'une salade verte. Il est inutile de se priver de pâtes au cours d'un régime. Il faut simplement éviter d'en consommer de grandes quantités : une portion de 75 à 100 g (1 à 1 ¼ tasse) de pâtes par personne, selon le poids, est tout à fait raisonnable. Les pâtes d'épeautre sont particulièrement riches en protéines.

POUR 4 PERSONNES

1 botte d'asperges vertes
400 g (4 tasses) de pâtes d'épeautre
1 ou 2 c. à soupe d'huile d'olive
1 gousse d'ail hachée
3 tiges d'oignons verts
    coupées en morceaux
200 g (1 ½ tasse) de petits pois écossés
4 c. à soupe d'aneth haché
sel et poivre fraîchement moulu

Supprimez le tiers inférieur des asperges et coupez le reste de la tige en deux dans la longueur.

Faites cuire les pâtes 8 à 10 minutes dans une grande casserole d'eau bouillante salée jusqu'à ce qu'elles soient *al dente,* sans les remuer au cours des trois premières minutes, car les pâtes d'épeautre cassent facilement.

Faites chauffer l'huile dans une poêle, puis faites revenir l'ail, les asperges, la ciboule et les petits pois 5 minutes à feu moyen.

Égouttez les pâtes et mettez-les dans un saladier. Ajoutez les légumes, puis salez et poivrez. Mélangez bien le tout et parsemez d'aneth.
CONSEIL Vous pouvez saupoudrer ces pâtes de parmesan : un délice !

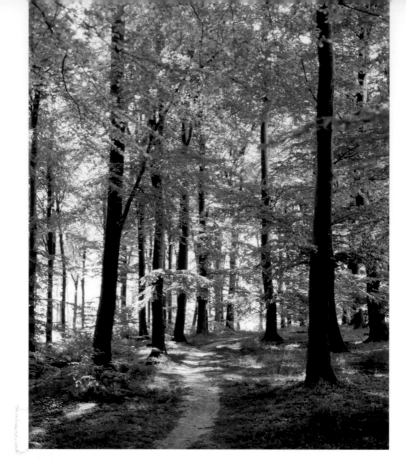

Risotto de riz brun aux champignons

Poussant en automne, les champignons sont parfaits dans un risotto ou un plat de pâtes. Ce risotto est très consistant et délicieux. Pour le préparer, j'utilise les champignons que je trouve, mes préférés étant la chanterelle et le cèpe, fraîchement cueillis dans les bois. Il est indispensable d'acheter du riz complet italien pour risotto, ou « riso integrale » – le riz complet classique ne donnant pas les mêmes résultats. Le riz complet possède d'étonnantes qualités nutritives : il s'agit d'un extraordinaire glucide complexe, contenant une grande quantité de vitamines B et de minéraux – sélénium, manganèse, magnésium, phosphore, cuivre – ainsi que des acides gras oméga 3.

POUR 4 PERSONNES

250 g (1 ¼ tasse) de riz complet
   italien pour risotto
1 c. à café (1 c. à thé) de sel
300 g (3 tasses) de champignons variés
2 c. à soupe d'huile d'olive extra vierge
1 gousse d'ail hachée
3 brins de persil finement hachés
   et 8 c. à soupe de feuilles de persil
   hachées
300 ml (1 ¼ tasse) d'eau bouillante
sel et poivre fraîchement moulu

Rincez soigneusement le riz à l'eau froide, puis placez-le dans une casserole et recouvrez-le d'une grande quantité d'eau froide. Ajoutez le sel. Portez à ébullition et laissez bouillir 5 minutes. Égouttez le riz.

Nettoyez les champignons à l'aide d'une brosse douce (ou avec vos doigts), en les passant très rapidement sous l'eau froide. Coupez-les grossièrement en morceaux.

Faites chauffer l'huile dans une sauteuse puis faites revenir l'ail, les champignons et les brins de persil hachés pendant 2 minutes. Ajoutez le riz et faites-le sauter 5 minutes à feu moyen.

Versez l'eau bouillante sur le riz et portez à ébullition. Faites mijoter le tout 10 minutes en remuant de temps en temps.

Salez et poivrez le risotto à votre convenance. Parsemez de persil haché et servez aussitôt.

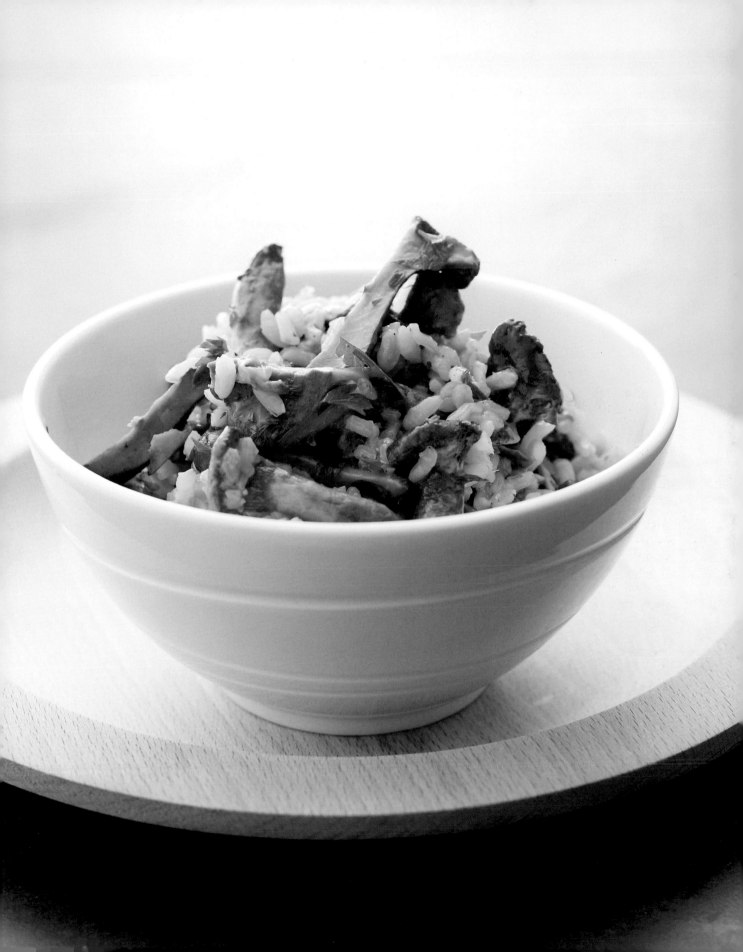

Pâtes de seigle au chou frisé et à l'ail

Aujourd'hui, nous pouvons trouver dans le commerce des pâtes de seigle ou d'épeautre d'excellente qualité. Elles se marient très bien avec le chou frisé et constituent un excellent plat pour la semaine. Comptez une vingtaine de minutes de préparation pour le plat suivant.

POUR 4 PERSONNES
400 g (4 tasses) de pâtes de seigle
500 g (2 ½ tasses) de chou frisé
2 c. à soupe d'huile d'olive vierge
2 gousses d'ail finement hachées
1 piment vert finement haché
sel et poivre fraîchement moulu
salade, en accompagnement

Faites cuire les pâtes 8 à 10 minutes dans une grande casserole d'eau bouillante salée jusqu'à ce qu'elles soient al dente, sans les remuer au cours des trois premières minutes, car les pâtes de seigle cassent facilement.

Enlevez les tiges dures du chou, hachez grossièrement ses feuilles et rincez-les bien.

Faites chauffer l'huile d'olive dans une poêle, ajoutez l'ail et le piment, et laissez-les cuire 2 minutes à feu doux. Incorporez le chou et poursuivez la cuisson 5 minutes. Salez et poivrez.

Égouttez les pâtes et mélangez-les dans un saladier avec le chou.

Accompagnez ce plat d'une salade verte.

CONSEIL En été, remplacez le chou frisé par du brocoli.

L'ail est originaire de l'Asie du Sud-Ouest et de l'Asie centrale. Il est aujourd'hui fréquemment cultivé dans le sud et l'est de l'Europe, ainsi qu'en Amérique. Les Grecs et les Romains de l'Antiquité considéraient qu'il possédait des vertus médicinales et aphrodisiaques. **Il contient des vitamines C et B6, aux propriétés antioxydantes, ainsi que du calcium et du fer.** L'un de ses composés, l'allicine, est un antibactérien et un antifongique puissant. L'ail est facile à cultiver, même sous les climats froids. La meilleure période de plantation est octobre, et ses bulbes peuvent être récoltés l'été suivant.

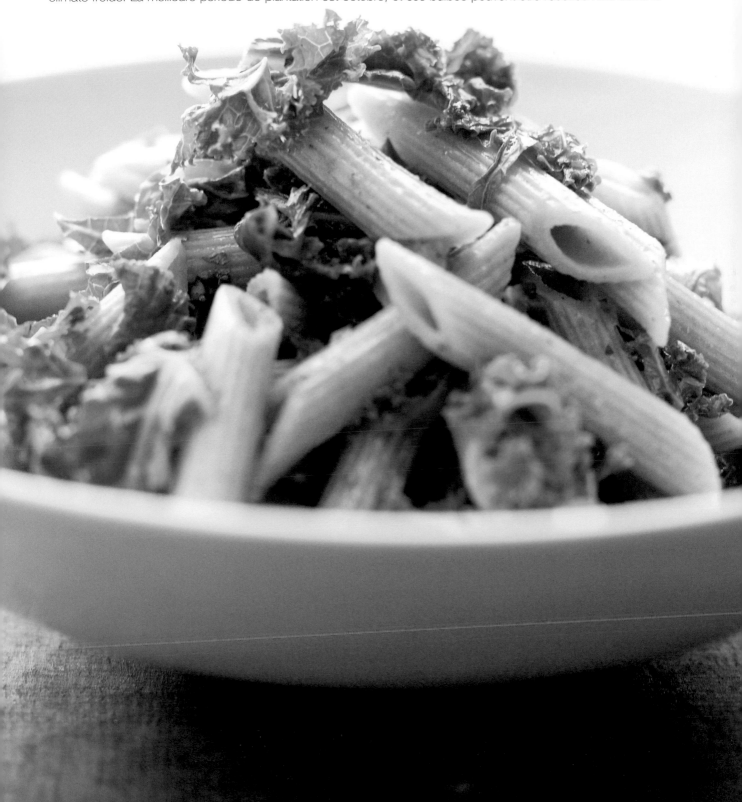

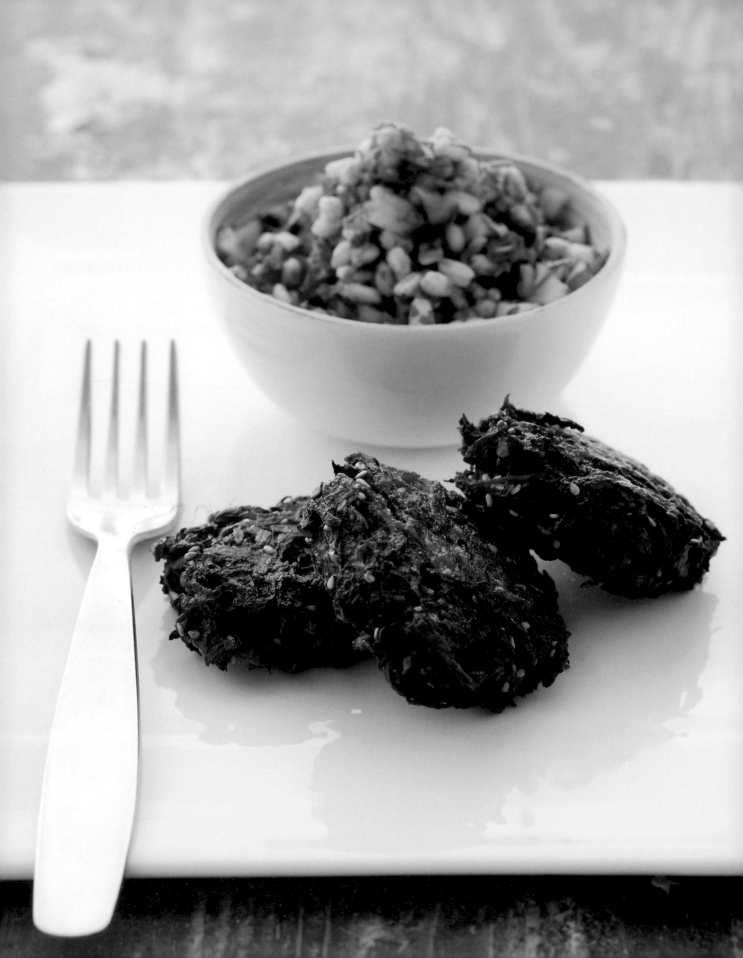

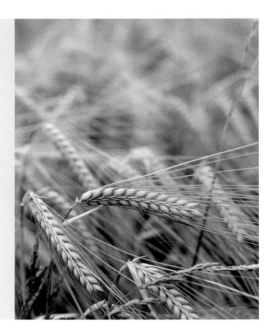

L'ORGE est peut-être la première céréale qui fut cultivée par l'Homme, et il s'agit encore de l'une des plus cultivées dans le monde, car elle prospère sur toutes sortes de sols. L'orge est en grande partie utilisée pour l'alimentation animale et le brassage de la bière. L'orge mondée, ou complète, est riche en fibres alimentaires solubles, qui permettent de réduire les taux de cholestérol sanguin. Elle contient de nombreux minéraux, notamment du fer, du manganèse, du potassium, du sélénium et du phosphore, ainsi que certaines vitamines B. Elle a, en outre, une teneur deux fois plus élevée en acides gras essentiels que le blé.

« Biftecks » de betterave et salade d'orge

La betterave est récoltée entre mai et novembre. Le légume tend à être plus petit au printemps, et la récolte de l'automne se conserve bien en hiver. Choisissez de préférence des betteraves de petit calibre, en particulier si vous les employez crues dans des salades, car elles sont plus tendres, les grosses betteraves ayant parfois le cœur coriace. N'hésitez pas à consommer également les feuilles des betteraves, car ces dernières ont de grandes qualités nutritives.

POUR 4 PERSONNES

Biftecks de betterave

250 g (1 ¼ tasse) de betteraves
   rouges râpées
250 g (1 ¼ tasse) de betteraves jaunes
   râpées
100 ml (6 c. à soupe) de farine d'avoine
3 œufs
1 échalote très finement hachée
4 c. à soupe d'aneth finement haché
2 c. à soupe de thym finement haché
2 c. à soupe de persil finement haché
1 c. à soupe d'huile de colza,
   pour la friture
sel et poivre fraîchement moulu

Salade d'orge

200 g (1 tasse) d'orge
1 tige de céleri finement hachée
1 grosse botte de persil plat
1 c. à soupe d'huile de colza ou d'huile d'olive
2 c. à soupe de vinaigre de vin rouge

Mélangez tous les ingrédients des biftecks de betterave (sans l'huile de colza) dans un saladier et réservez 1 heure au réfrigérateur.

Faites bouillir l'orge 30 minutes dans une casserole d'eau légèrement salée. Égouttez-la et laissez-la refroidir.

Préchauffez le four à 180 °C (350 °F). Façonnez des petites galettes plates avec la préparation à base de betterave.

Faites chauffer l'huile dans une poêle, puis mettez à dorer les galettes de chaque côté. Déposez-les ensuite dans un plat à four. Enfournez et faites cuire 20 minutes.

Préparez la salade en mélangeant dans un saladier l'orge, le céleri, le persil, l'huile et le vinaigre. Salez et poivrez.

Servez les galettes de betterave avec la salade d'orge. Vous pouvez accompagner ce plat de sauce au raifort.

CONSEIL Les biftecks peuvent être préparés la veille et réchauffés.

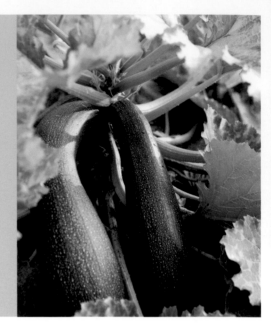

LA COURGETTE : il en existe plusieurs variétés de formes et de couleurs différentes.
Les courgettes vertes et jaunes sont les plus fréquentes ; elles sont récoltées entre juin et début octobre. Les courgettes vertes et jaunes de forme allongée doivent être cueillies avant d'atteindre 20 cm (8 po). Trop grosses, elles sont fibreuses et manquent de saveur. La fleur de courgette est également délicieuse en beignet ou farcie avec de la viande ou du fromage. Peu calorique, la courgette contient des folates, des vitamines A, C, K et différentes vitamines B, ainsi qu'un certain nombre de minéraux comme le phosphore, le cuivre, le magnésium et le manganèse.

Pâte à pizza au seigle

De manière simplifiée, une pizza se compose d'un disque de pâte à pain garni que l'on mange chaud. La pizza est également consommée dans les pays scandinaves. En voici une version personnelle.

POUR 2 PIZZAS (35 cm, 14 po)
25 g (2 ½ c. à café/2 ½ c. à thé) de levure
300 ml (1 ½ tasse) d'eau tiède
300 g (2 tasses) de farine de seigle
150 g (1 tasse) de farine italienne 00
  ou de farine blanche
1 c. à café (1 c. à thé) de sel

Délayez la levure dans 50 ml (¼ tasse) d'eau tiède, puis versez-la dans un saladier contenant 2 cuillerées à soupe de farine de seigle et 1 cuillerée à soupe de farine italienne (ou de farine blanche). Mélangez le tout. Laissez reposer la pâte obtenue 30 minutes, recouverte d'un linge propre.

Le temps de repos écoulé, ajoutez dans le saladier le reste d'eau et de farine ainsi que le sel. Amalgamez le tout, puis pétrissez bien. Déposez la pâte dans un saladier, recouvrez-la d'un linge et laissez-la lever 2 heures.

Pizza de seigle aux pommes de terre

2 PIZZAS POUR 4 PERSONNES
1 pâte à pizza au seigle
1 ½ c. à soupe d'huile d'olive

Pour la garniture
800 g (3 ¼ tasses) de pommes de terre coupées en très
  fines rondelles
5 branches de romarin effeuillées
sel et poivre fraîchement moulu

Préchauffez le four à 220 °C (425 °F). Étalez finement la pâte en 2 carrés d'environ 35 cm (14 po) de côté. Placez ceux-ci sur une plaque huilée, puis badigeonnez-les d'huile d'olive.

Disposez les rondelles de pommes de terre sur les carrés de pâte. Badigeonnez-les d'huile d'olive et parsemez de feuilles de romarin. Salez et poivrez.

Enfournez et faites cuire 20 à 25 minutes. Servez les pizzas avec une salade verte.

Pizza de seigle courgettes-tomates

2 PIZZAS POUR 4 PERSONNES
1 pâte à pizza au seigle
1 ½ c. à soupe d'huile d'olive

Pour la garniture
2 courgettes coupées en rondelles
500 g (3 ⅓ tasses) de petites tomates cerises coupées en deux
250 g (2 tasses) de mozzarella « di bufala » hâchée
200 g (1 tasse) de ricotta
sel et poivre fraîchement moulu

Préchauffez le four à 220 °C (425 °F). Étalez la pâte en 2 carrés. Placez-les sur une plaque huilée, puis badigeonnez-les d'huile d'olive.

Répartissez courgettes et tomates sur les carrés de pâte. Ajoutez la mozzarella et la ricotta. Salez et poivrez.

Enfournez et faites cuire 20 à 25 minutes. Servez les pizzas avec une salade verte.

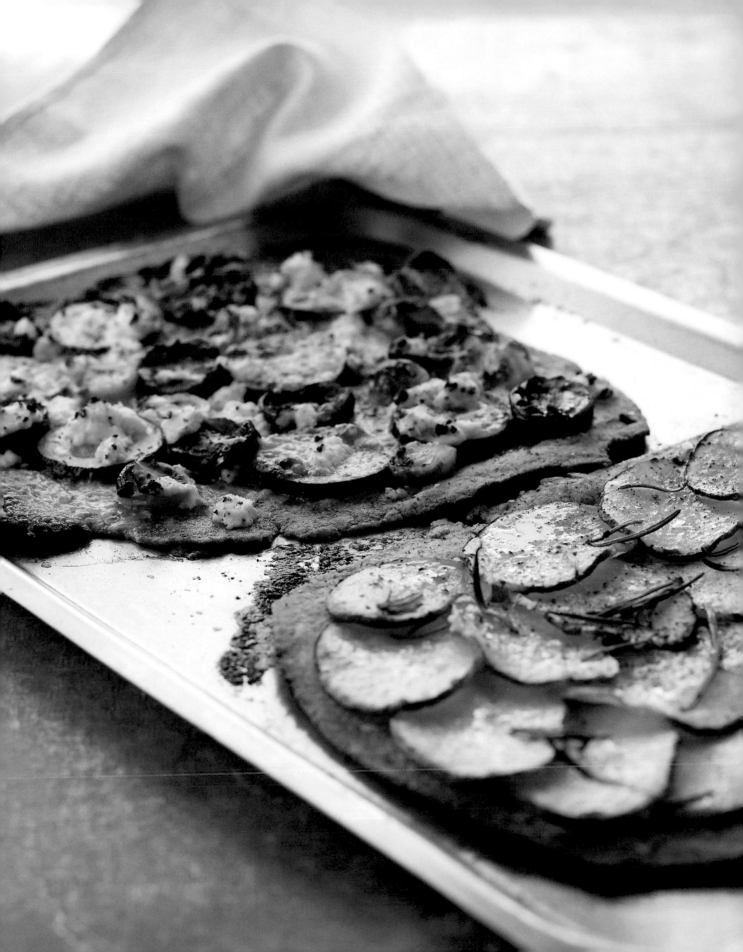

« Biksemad » de légumes et œuf poché

Voici ma version du biksemad, un plat scandinave traditionnel généralement préparé à partir d'un reste de viande et de pommes de terre, additionnées d'oignons et de sauce Worcestershire. On peut également l'accompagner d'œufs sur le plat et de ketchup. J'en ai conçu une version végétarienne. Régalez-vous : bientôt, vous ne pourrez plus vous passer du biksemad.

POUR 4 PERSONNES

2 c. à soupe d'huile d'olive

1 oignon coupé en dés

200 g (1 tasse) de betteraves cuites
épluchées et coupées en dés

600 g (2 ½ tasses) de pommes de terre
cuites froides coupées en dés

2 carottes coupées en dés

2 branches de céleri coupées en dés

4 gros œufs (aussi frais que possible)

6 c. à soupe de vinaigre environ

4 c. à soupe de ciboulette
finement hachée

sel et poivre fraîchement moulu

Faites chauffer l'huile dans une poêle, puis mettez à revenir l'oignon et les betteraves 5 minutes à feu moyen. Ajoutez les pommes de terre et les carottes, et poursuivez la cuisson 10 minutes. Incorporez le céleri, salez et poivrez, puis laissez cuire le tout encore 5 minutes en remuant fréquemment.

Pochez les œufs juste avant de servir : versez 7 à 8 cm (3 po) d'eau dans une casserole assez grande pour y faire cuire les 4 œufs en même temps. Ajoutez 3 cuillerées à soupe de vinaigre par litre d'eau et portez à ébullition.

Cassez chaque œuf dans une tasse résistant à la chaleur et placez chaque tasse avec précaution dans l'eau bouillante. Baissez le feu et laissez cuire 4 minutes. Retirez les œufs à l'aide d'une écumoire et disposez-les sur le biksemad. Parsemez-les de ciboulette.

CONSEIL Vous pouvez ajouter aux légumes quelques cuillerées de sauce Worcestershire et accompagner ce plat de ketchup biologique.

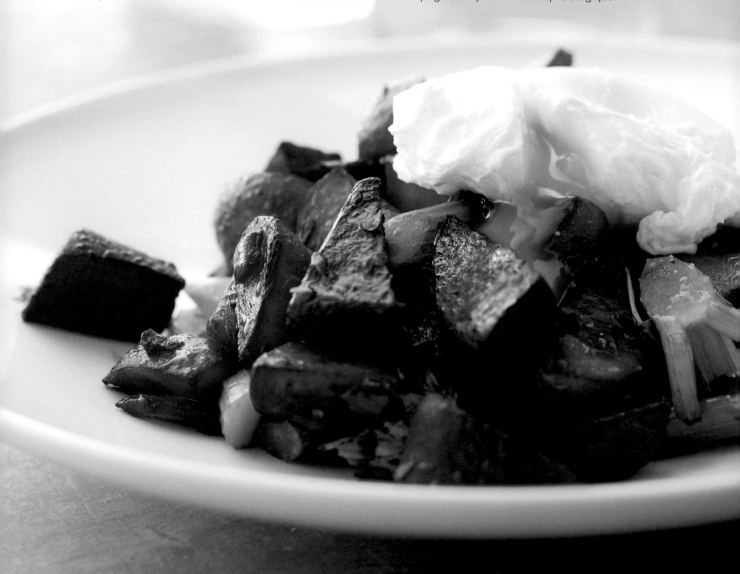

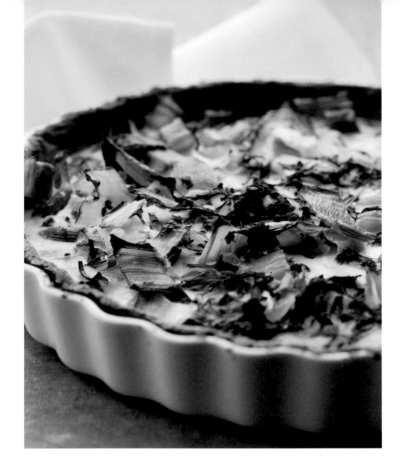

Tarte aux blettes (bettes à carde)

Les blettes (bettes à carde) peuvent ici être remplacées par du brocoli, un légume également excellent pour la santé, que les pays scandinaves ont adopté. Mon grand-oncle en cultivait dans son jardin et l'appelait chou-asperge.

POUR 4 PERSONNES

75 g (½ tasse) de farine blanche
175 g (1 ½ tasse) de farine de seigle
1 c. à café (1 c. à thé) de fleur de sel
75 g (⅓ tasse) de beurre
125 g (½ tasse) de fromage blanc

Pour la garniture

800 g (5 tasses) de blettes (bettes à carde)
huile de colza ou d'olive
4 tiges d'oignons verts coupées
  en rondelles
4 œufs
150 g (⅔ tasse) de fromage blanc
200 g (¾ tasse) de fromage frais
  (cottage)
1 c. à soupe de thym frais
1 c. à café (1 c. à thé) de fleur de sel
poivre fraîchement moulu

Préparez la pâte : tamisez les deux farines et le sel au-dessus d'un saladier, puis incorporez le beurre en amalgamant les ingrédients du bout des doigts. Ajoutez le fromage blanc et pétrissez le tout à la main de façon à obtenir une pâte homogène (vous pouvez utiliser un robot). Laissez la pâte reposer 30 minutes au réfrigérateur.

Préchauffez le four à 180 °C (350 °F). Étalez la pâte puis garnissez-en un moule à tarte. Recouvrez-la de papier cuisson et de haricots secs (ou de riz). Enfournez et faites précuire 15 minutes.

Lavez soigneusement les blettes et coupez-les en morceaux. Faites chauffer un peu d'huile dans une poêle et mettez à revenir les blettes avec les oignons verts 5 minutes. Égouttez le tout dans une passoire.

Battez les œufs dans un saladier. Ajoutez le fromage blanc, le fromage cottage, le thym, la fleur de sel et le poivre. Incorporez les blettes.

Retirez les haricots secs et le papier cuisson du fond de tarte. Versez par-dessus la garniture et faites cuire la tarte 30 minutes au four.

Servez-la tiède avec une salade verte.

CONSEIL Cette tarte est délicieuse accompagnée de saumon fumé.

Tarte aux poireaux et à la feta

La mode des tartes est née dans les années 1970, sans doute en partie au Danemark, dans la chaîne de restaurants végétariens Cranks, qui ouvrit à l'époque un café au centre de Copenhague. On pouvait y déguster de délicieuses tartes composées de toutes sortes de légumes. Aujourd'hui, je prépare fréquemment des tartes en confectionnant une pâte à base de fromage blanc et de farine de seigle. J'utilise en outre un produit laitier à faible teneur en matières grasses à la place de la crème.

DÎNER À EMPORTER
POUR 4 PERSONNES

75 g (½ tasse) de farine de blé
175 g (1 ⅛ tasse) de farine de seigle
1 c. à café (1 c. à thé) de fleur de sel
75 g (⅓ tasse) de beurre
125 g (½ tasse) de fromage blanc
 ou de fromage frais (cottage)

Pour la garniture

5 poireaux fins, coupés en rondelles
1 c. à café (1 c. à thé) de fleur de sel
4 œufs
150 g (⅔ tasse) de fromage blanc
 ou de fromage frais (cottage)
150 g (1 ½ tasse) de feta
1 c. à soupe de thym frais haché
sel et poivre fraîchement moulu

Préparez la pâte : tamisez les deux farines et le sel au-dessus d'un saladier, puis incorporez le beurre en amalgamant les ingrédients du bout des doigts. Ajoutez le fromage blanc (ou le fromage frais) à la pâte, puis pétrissez-la à la main (vous pouvez aussi utiliser un robot). Si la pâte n'a pas la consistance souhaitée, ajoutez un peu d'eau. Laissez-la reposer 30 minutes au réfrigérateur.

Préchauffez le four à 180 °C (350 °F). Étalez la pâte et garnissez-en un moule à tarte de 24 cm (9 po) de diamètre. Recouvrez-la de papier cuisson et de haricots secs (ou de riz). Enfournez et faites précuire 15 minutes. Enlevez les haricots et le papier cuisson puis enfournez 5 minutes supplémentaires.

Lavez soigneusement les poireaux puis faites-les cuire 10 minutes environ à couvert dans une sauteuse avec une petite quantité d'eau salée. Égouttez-les dans une passoire.

Battez les œufs dans un saladier. Ajoutez le fromage blanc (ou le fromage frais), la feta, puis le thym et les poireaux. Mélangez bien le tout puis versez cette garniture sur le fond de tarte précuit. Remettez la tarte au four pendant 30 minutes. Servez-la tiède avec une salade verte.

CONSEIL L'une des meilleures façons de laver les poireaux consiste à les couper en rondelles puis à les plonger dans un récipient d'eau froide pendant 5 minutes afin que le sable se dépose dans le fond. Il peut être nécessaire de laver les poireaux deux fois.

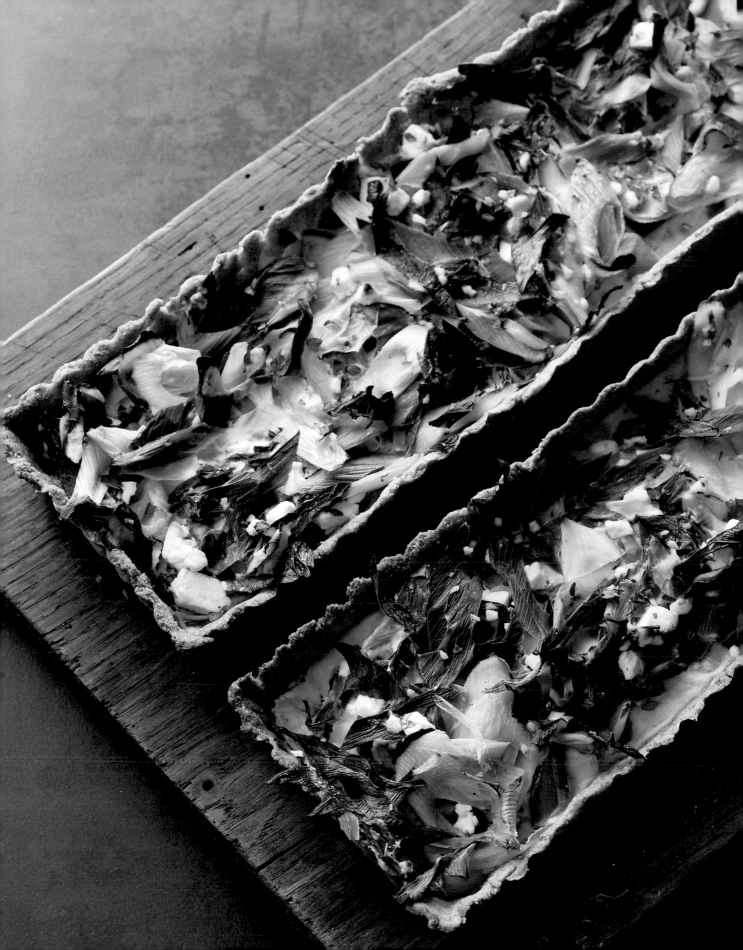

Poissons et fruits de mer

Il est recommandé de manger du poisson deux fois par semaine, en raison de ses qualités nutritives. Peu calorique, doté d'une faible teneur en graisses saturées et riche en protéines, le poisson contient beaucoup de vitamines et de minéraux. Les poissons gras comme le hareng, le maquereau, le saumon, la sardine et le thon sont de bonnes sources d'acides gras oméga 3, excellents pour le cœur et le cerveau, et peu présents dans les autres aliments. Si les régions nordiques possèdent certains des meilleurs poissons au monde, il va de soi que toutes les régions situées à proximité de la mer en ont également de délicieux. Privilégiez toujours les poissons locaux, qui n'ont pas été transportés sur une trop grande distance et qui ne sont pas en période de reproduction. Goûtez également les poissons peu connus, qui peuvent être excellents.

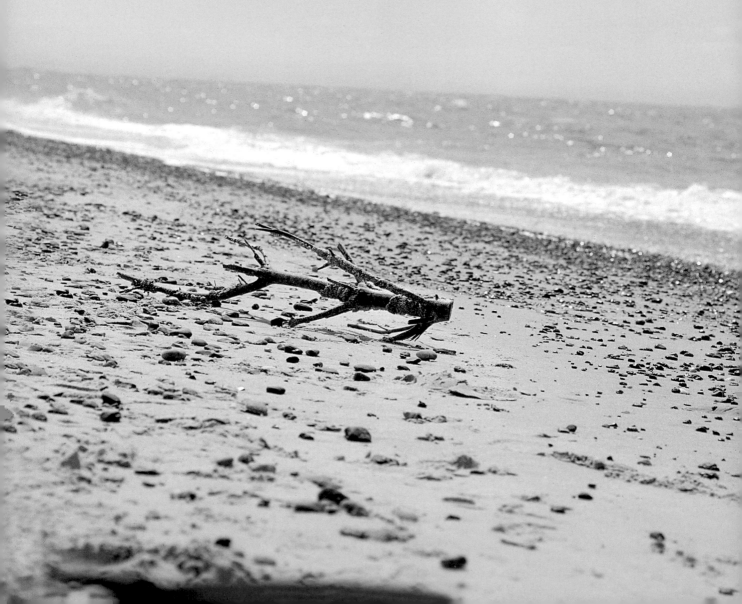

Joues de lotte au fenouil et purée légère

Les joues de lotte sont très tendres et très goûteuses. Elles sont faciles à cuisiner et nécessitent peu de préparation.
Il suffit de les faire frire à feu doux dans un peu de beurre. Le fenouil est riche en nutriments, notamment en vitamine C
et en folates, et favorise l'absorption du fer. Il est en outre réputé pour ses propriétés diurétiques.

POUR 4 PERSONNES
1 bulbe de fenouil
600 à 700 g (22 oz) de joues de lotte
1 noix de beurre
1 c. à café (1 c. à thé) de graines
  de fenouil
sel et poivre fraîchement moulu

Pour la purée légère
600 g (2 ½ tasses) de petites pommes
  de terre non épluchées, bien grattées
1 c. à soupe d'huile d'olive extra vierge
2 tiges d'oignons verts, hachées
2 brins d'aneth pour décorer

Faites cuire les pommes de terre à l'eau bouillante salée. Égouttez-les et réservez-les au chaud dans un saladier.

À l'aide d'une mandoline, coupez le fenouil en tranches extrêmement fines. Placez-les dans un récipient d'eau froide pour qu'elles se recourbent.

Préparez les joues de lotte : retirez la fine membrane recouvrant l'une de leurs faces. Faites-les frire 3 à 4 minutes, selon leur taille, de chaque côté dans le beurre. Salez et poivrez. Réservez-les au chaud dans un plat.

Placez les graines et les tranches de fenouil bien égouttées dans la poêle et faites-les revenir 3 à 4 minutes. Salez et poivrez.

Écrasez grossièrement les pommes de terre puis ajoutez l'huile et les oignons verts hachés. Salez et poivrez (la purée ne doit pas être trop lisse).

Disposez le poisson sur un lit de tranches de fenouil, décorez de brins d'aneth et servez avec la purée.

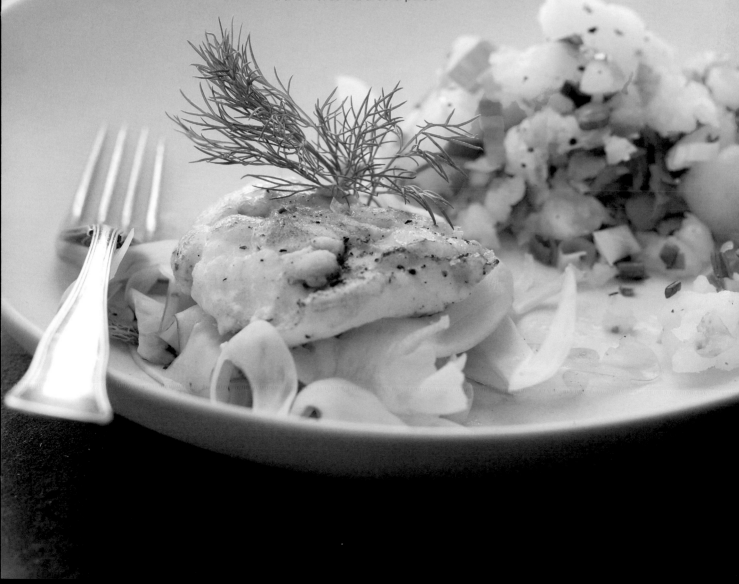

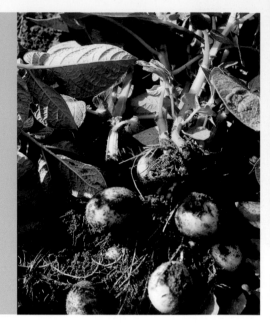

LES POMMES DE TERRE furent pendant des siècles l'aliment de base de millions de personnes sous nos latitudes en raison de leurs qualités énergétiques. Il en existe un grand nombre de variétés, différentes d'un pays à l'autre.
La pomme de terre contient des vitamines B6 et C, du potassium et des fibres. Les petites pommes de terre nouvelles sont proportionnellement plus nutritives. Consommées avec leur peau, les pommes de terre apportent une grande quantité de fibres. Conservez-les dans un endroit frais et sec. Exposées à une lumière vive, elles verdissent et deviennent toxiques et impropres à la consommation.

Galettes de poisson, pommes de terre, asperges

À base de saumon, de morue, d'églefin ou de lieu, les galettes de poisson sont toujours délicieuses. Elles peuvent constituer la base d'un dîner ou être consommées froides au dîner avec du pain de seigle.

POUR 4 PERSONNES
500 g (1 lb) de saumon sans peau ni arêtes
1 c. à café (1 c. à thé) de sel
2 c. à soupe de flocons d'avoine
2 c. à soupe de farine
2 blancs d'œufs
4 c. à soupe de carottes finement râpées
4 c. à soupe de courgette grossièrement râpée
1 c. à soupe de thym citron finement haché
1 c. à soupe d'huile de colza pour la friture
2 c. à soupe de beurre pour la friture

Pour les pommes de terre et asperges
600 g (2 ½ tasses) de petites pommes
   de terre
2 c. à soupe d'huile d'olive
1 botte d'asperges vertes
1 citron bio coupé en quartiers
sel et poivre fraîchement moulu

Pour la sauce
250 ml (1 tasse) de yogourt
6 c. à soupe de persil finement haché
2 c. à soupe de feuilles de menthe hachées

Mixez très à l'avance le saumon. Placez-le dans un saladier, ajoutez le sel, mélangez bien puis incorporez le reste des ingrédients. Réservez 1 heure au réfrigérateur.

Préchauffez le four à 200 °C (400 °F). Déposez les pommes de terre lavées et égoutées dans un plat allant au four, arrosez-les d'un filet d'huile, salez, poivrez et remuez-les bien. Faites-les cuire au four 30 à 40 minutes jusqu'à ce qu'elles soient tendres.

Placez les asperges et les quartiers de citron dans un autre plat à four. Salez et poivrez. Enfournez le plat au cours des 8 dernières minutes de la cuisson des pommes de terre.

Façonnez des boulettes avec la préparation au saumon en vous servant d'une cuillère à soupe, puis aplatissez-les légèrement en formant des galettes.

Faites chauffer l'huile et le beurre dans une poêle puis faites frire les galettes de poisson 5 minutes à feu moyen sur chaque face.

Pendant ce temps, préparez la sauce en mélangeant les ingrédients. Salez et poivrez à votre convenance.

Servez les galettes de poisson avec les pommes de terre et les asperges. Présentez la sauce à part.
CONSEIL Vous pouvez remplacer le saumon par du lieu jaune (colin) ou de la morue.

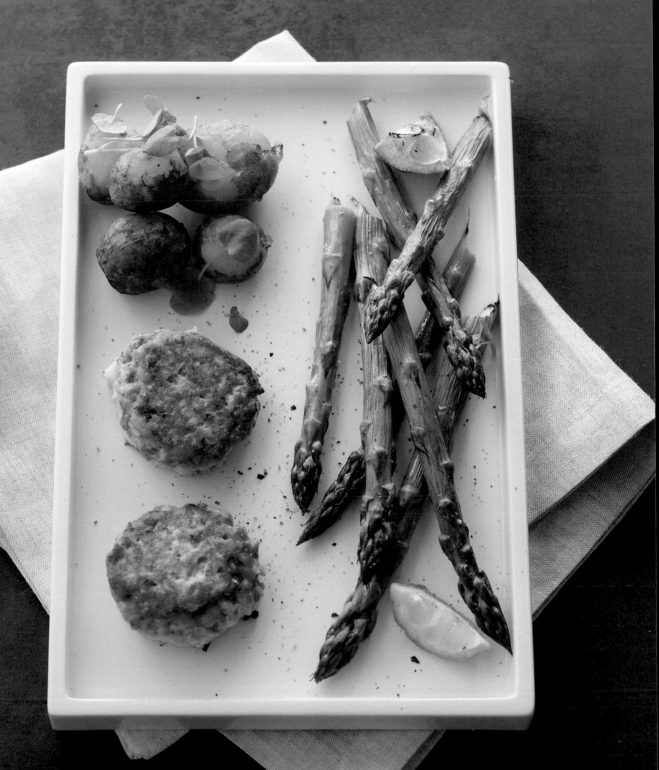

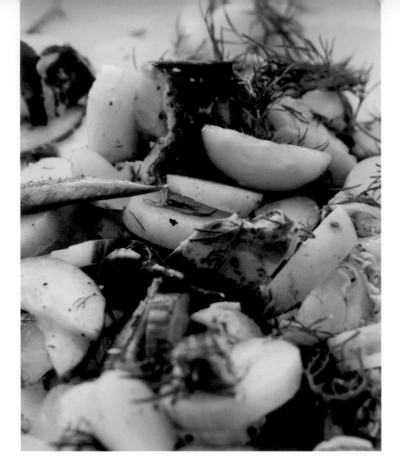

Salade de homard

Au Danemark, le homard n'est pêché que durant les mois d'été. En cette saison, il constitue un vrai régal. La langouste et la langoustine sont également pêchées dans diverses régions du Nord. Comme le poisson, la plupart des crustacés sont une source de protéines peu calorique et leur teneur en graisses saturées est faible. Ils contiennent une grande quantité de vitamines et de minéraux, dont la vitamine E et le sélénium, aux propriétés antioxydantes, et qui sont souvent absents des régimes classiques.

POUR 4 PERSONNES
2 homards vivants d'environ 500 g (1 lb)
   chacun

Pour le court-bouillon

1 c. à soupe de gros sel de mer
1 c. à soupe de grains de poivre entiers
3 brins d'aneth

Pour la salade

400 g (2 lb) de pommes de terre nouvelles
   cuites à l'eau
⅓ de concombre coupé en deux
   puis en tranches
le jus de ½ à 1 citron non traité
1 c. à soupe d'huile d'olive extra vierge
2 brins d'aneth
sel et poivre fraîchement moulu

Pour le court-bouillon : versez 5 litres (20 tasses) d'eau dans une grande marmite et ajoutez le gros sel, les grains de poivre et l'aneth. Portez à ébullition puis plongez-y les homards. Recouvrez la marmite et laissez cuire 7 minutes. Égouttez les homards et laissez-les refroidir.

Décortiquez les homards en détachant d'abord la tête, puis les pinces. Coupez la queue en deux dans la longueur, puis cassez les pinces pour prélever leur chair. Placez celle-ci sur une assiette.

Pour la salade, coupez les pommes de terre en fines rondelles, puis mélangez-les dans un saladier avec le concombre, le jus de citron, l'huile d'olive et l'aneth. Poivrez généreusement le tout.

Coupez la chair du homard en petits morceaux et mélangez-la délicatement à la salade. Salez à votre convenance et servez aussitôt.
CONSEIL Achetez les homards vivants, car leur chair se décompose très rapidement quand ils sont morts. Placez-les quelques heures au congélateur avant de les cuire pour qu'ils tombent dans un état léthargique profond.

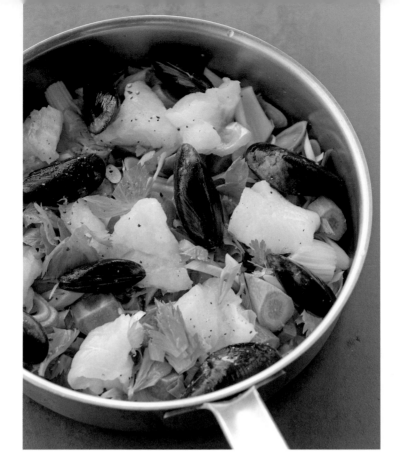

Ragoût de moules et de morue aux légumes et au vin blanc

Ce délicieux ragoût de poisson cuit à l'étouffée est facile à préparer et ne demande que 10 minutes de cuisson. Les moules sont l'un des rares coquillages riches en acides gras oméga 3. Elles contiennent en outre beaucoup de vitamines et de minéraux.

POUR 4 PERSONNES
1 litre (4 tasses) de moules
2 branches de céleri coupées
   en rondelles
2 carottes coupées en morceaux
2 poireaux coupés en rondelles
200 ml (¾ tasse) de vin blanc
500 g (1 lb) de filets de morue
   sans la peau coupés en petits morceaux
sel et poivre fraîchement moulu
pain d'épeautre, en accompagnement

Grattez soigneusement les moules et enlevez les filaments encore accrochés à leur coquille. Jetez celles dont la coquille est cassée ou ouverte, et celles qui ne se referment pas lorsque vous les tapotez. Lavez les moules plusieurs fois à grande eau.

Placez le céleri, les carottes et les poireaux dans une grande sauteuse, puis salez et poivrez le tout. Déposez les moules par-dessus et arrosez de vin blanc. Couvrez la sauteuse et portez à ébullition, puis baissez le feu et laissez cuire 5 minutes.

Ôtez le couvercle de la sauteuse et ajoutez les morceaux de morue, salez et poivrez. Laissez mijoter le tout 5 minutes supplémentaires.

Servez le ragoût dans la sauteuse accompagné de pain d'épeautre.
CONSEIL Les moules peuvent être remplacées par de la morue uniquement.

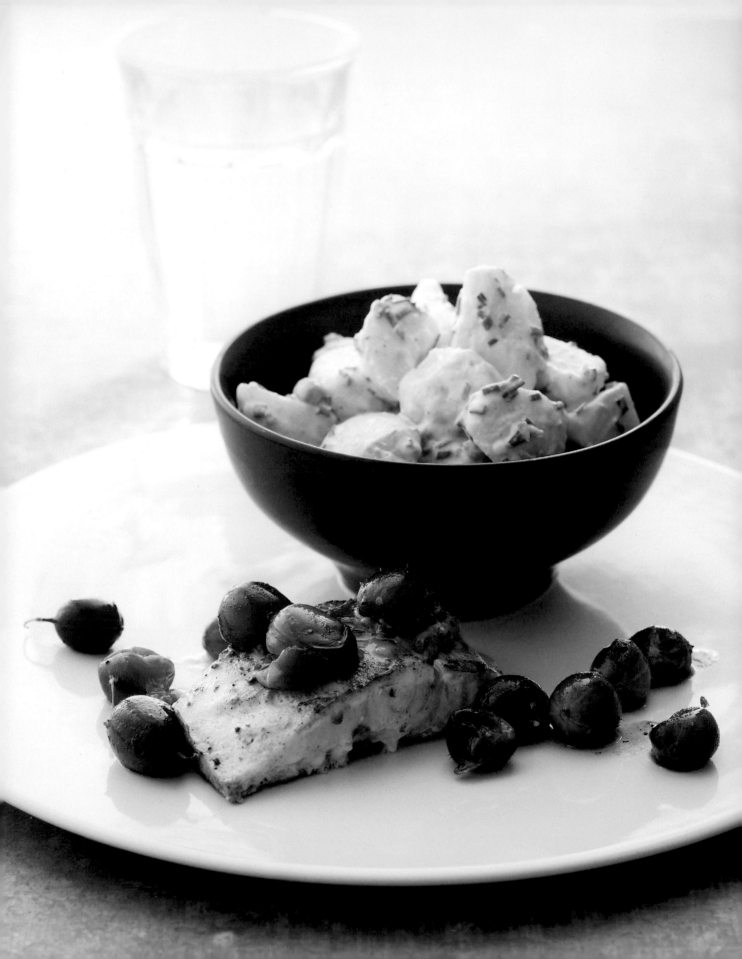

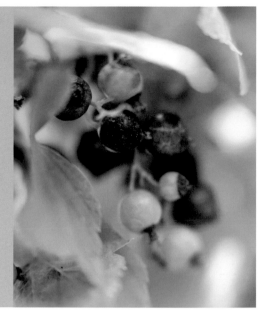

*LES GROSEILLES À MAQUEREAU
– blanches, jaunes ou rouges – ont
souvent la peau lisse. Apparentée
au cassis et à la groseille (gadelle), la
groseille à maquereau est parfois assez
sucrée pour être consommée crue, mais
elle doit généralement être cuite avec du
sucre. Connue depuis longtemps pour ses
effets bénéfiques sur la digestion et le foie,
elle soulage en outre l'arthrite. Riche
en vitamine C et en fibres, elle contient
aussi beaucoup de vitamine A,
de potassium et de manganèse, ainsi
que des composés phytochimiques ayant
des effets antidépresseurs et préventifs
vis-à-vis des maladies cardiovasculaires.*

Rouget frit aux groseilles à maquereau et salade de pommes de terre

Le rouget peut être grillé, car sa chair est savoureuse et ferme. Elle se marie bien à la saveur acidulée des groseilles à maquereau.

POUR 4 PERSONNES
2 filets de rouget d'environ 400 g (13 oz)
  chacun
150 g (¾ tasse) de groseilles à
  maquereau rouges
2 c. à soupe de beurre

Pour la salade de pommes de terre
400 g (1 lb) de pommes de terre nouvelles
2 c. à soupe de yogourt maigre
2 c. à soupe de moutarde de Dijon
4 c. à soupe d'aneth haché
2 c. à soupe de câpres
150 g (1 ¼ tasse) de petits pois écossés
sel et poivre fraîchement moulu

Pour la salade : faites cuire les pommes de terre dans de l'eau bouillante salée. Égouttez-les et laissez-les refroidir.

Dans un saladier, mélangez le yogourt, la moutarde, l'aneth, les câpres, du sel et du poivre.

Coupez les pommes de terre en rondelles et mettez-les dans le saladier avec les petits pois. Mélangez délicatement le tout à la sauce.

Découpez les filets de rouget en morceaux. Lavez et égouttez les groseilles à maquereau.

Faites fondre le beurre dans une poêle puis faites frire les morceaux de rouget côté peau 2 minutes. Retournez-les et ajoutez les groseilles (gadelles). Poursuivez la cuisson 5 à 7 minutes. Salez et poivrez.

Servez aussitôt le poisson avec la salade de pommes de terre.

CONSEIL Vous pouvez remplacer les groseilles par des canneberges, en leur ajoutant 50 g (¼ tasse) de sucre.

Vous pouvez faire griller les filets de rouget en entier badigeonnés d'huile sur les deux faces quelques minutes à chaleur modérée.

Chou farci au poisson et salade d'épeautre

Ce plat composé de différents légumes verts est très léger.

POUR 4 PERSONNES

8 grandes feuilles de chou de Milan
  (de Savoie)
8 filets de plie canadienne
  d'environ 150 g (5 oz) chacun
200 ml (¾ tasse) de vin blanc
sel et poivre fraîchement moulu

Pour la farce

1 c. à café (1 c. à thé) d'huile de colza
½ poireau haché
½ courge coupée en dés
10 branches de thym citron hachées
2 c. à soupe de moutarde à l'ancienne
  + un peu pour servir

Pour la salade d'épeautre

150 g (2 tasses) d'épeautre
300 g (3 tasses) de
  haricots verts
100 g (5 tasses) de roquette
2 c. à soupe de vinaigre
  de vin blanc
1 c. à soupe d'huile d'olive
sel et poivre

Plongez les feuilles de chou 5 minutes dans de l'eau bouillante salée. Égouttez-les bien.

Préparez la farce : faites chauffer l'huile dans une sauteuse, puis ajoutez les poireaux, la courge et le thym. Laissez mijoter 5 minutes. Hors du feu, ajoutez la moutarde et mélangez bien le tout.

Préparez la salade d'épeautre : faites cuire l'épeautre 30 minutes dans une casserole d'eau bouillante salée. Égouttez et laissez refroidir.

Préchauffez le four à 180 °C (350 °F). Étalez les feuilles de chou refroidies sur un plan de travail et placez sur chacune d'elles 1 filet de plie. Salez et poivrez, puis recouvrez chaque filet d'une cuillerée à soupe de farce. Enroulez les feuilles de chou et placez-les dans un plat à four. Arrosez-les de vin blanc. Recouvrez le plat de papier aluminium et faites cuire les rouleaux 15 minutes.

Lorsque l'épeautre a refroidi, ajoutez le reste des ingrédients de la salade et mélangez soigneusement.

Servez les rouleaux de poisson avec la salade et un peu de moutarde.

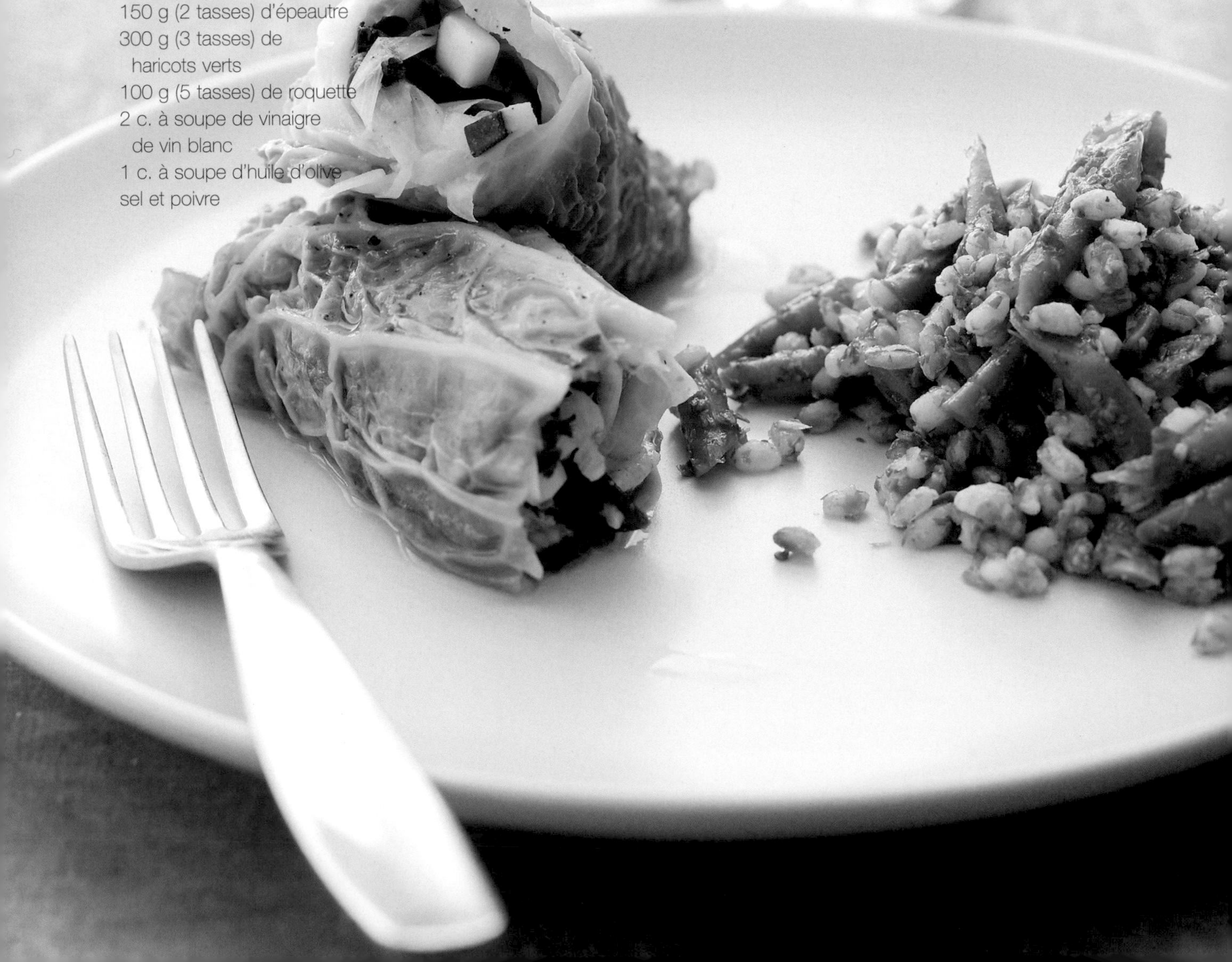

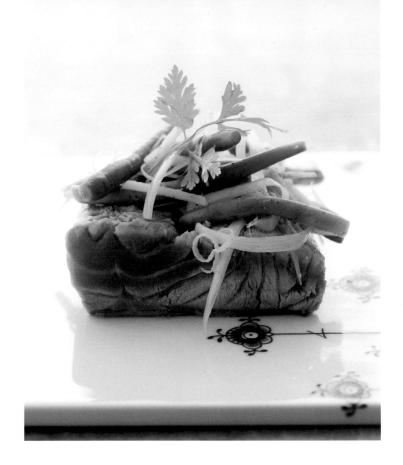

Saumon aux carottes, gingembre, poireaux, haricots verts et cerfeuil

Le saumon est incontestablement un poisson de l'hémisphère Nord et peut être apprêté de diverses façons : il peut être consommé cru, fumé, froid, frit, cuit au four, mariné ou préparé sous forme de gravlax. Ici, le saumon est poêlé à sec, de sorte qu'il cuit dans sa propre graisse, ce qui lui confère une saveur authentique.

POUR 4 PERSONNES

4 filets de saumon, soit 700 à
  800 g (1 ½ lb)
200 g (2 tasses) de petites carottes
1 poireau coupé finement en julienne
200 g (2 tasses) de haricots verts
  épluchés
200 g (2 tasses) de gingembre
  finement haché
1 botte de cerfeuil
sel et poivre fraîchement moulu

En accompagnement

salade verte
baguette (facultatif)

Faites cuire les filets de saumon à sec dans une poêle bien chaude 2 à 3 minutes de chaque côté. Retirez-les de la poêle (réservez-les au chaud) et ajoutez à la place les légumes, le gingembre et le cerfeuil. Faites mijoter le tout 5 minutes. Salez et poivrez.

Disposez les filets de saumon sur un plat de service et recouvrez-les avec les légumes cuits. Accompagnez d'une salade verte et éventuellement d'une baguette de pain.

Le chou pointu est très riche en vitamine C et en bêtacarotène

Le chou pointu est un légume à croissance rapide de forme oblongue. On le reconnaît à ses feuilles extérieures vert clair à fines nervures qui sont pointues et fermées. Sa valeur nutritive peut être comparée à celle des autres variétés de choux verts. On peut le manger cru ou cuit.

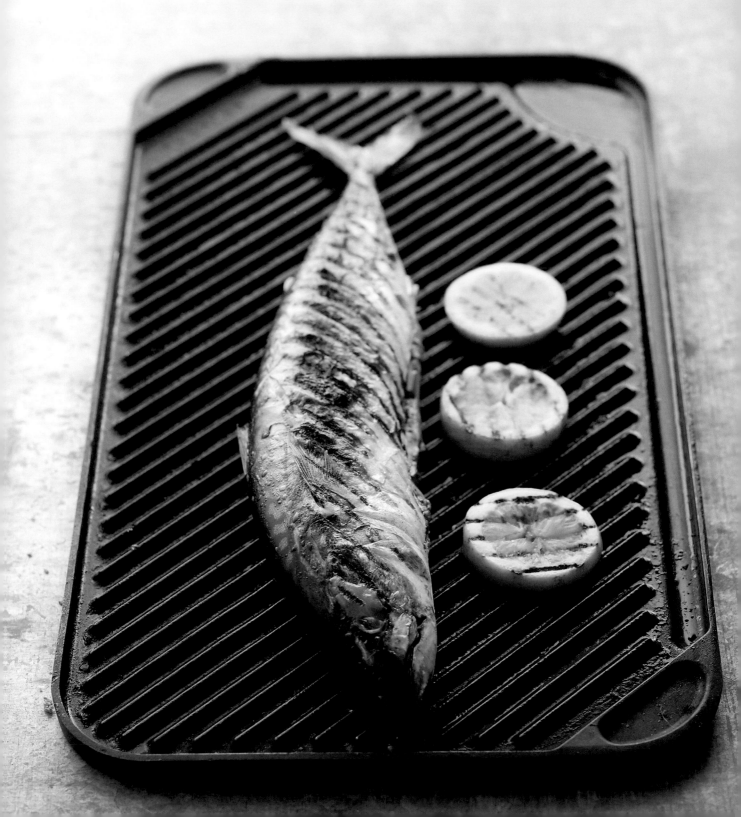

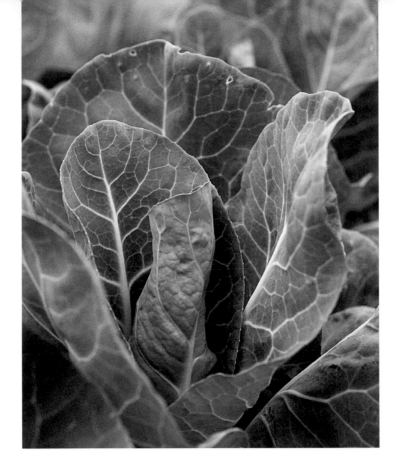

Maquereaux frits à la rhubarbe et au chou

Très riche en acides gras (avec une teneur élevée en bons acides gras oméga 3), le maquereau est un magnifique poisson, noir et vert foncé. Il est pêché tout au long de l'année, mais plus fréquemment au printemps et en été. En août, il peut aisément être fumé, car sa teneur en acides gras est alors le plus élevée. La saveur de la rhubarbe se marie très bien à celle du maquereau.

POUR 4 PERSONNES

4 tiges de rhubarbe
huile végétale légère
2 gros maquereaux d'environ
   700 g (1 ½ lb) chacun
1 citron non traité coupé en rondelles
1 chou pointu
2 c. à soupe de beurre
sel et poivre fraîchement moulu

En accompagnement

4 tranches de pain d'épeautre
   ou de seigle

Préchauffez le four à 180 °C (350 °F).

Coupez la rhubarbe en tronçons d'environ 5 cm (2 po) de long. Disposez-les dans un plat à four et badigeonnez-les d'un peu d'huile. Enfournez et laissez cuire 15 minutes.

Faites griller les maquereaux sur un gril bien chaud 5 à 8 minutes de chaque côté et les rondelles de citron 2 minutes de chaque côté.

Coupez le chou en 6 morceaux dans le sens longitudinal. Lavez-le à l'eau froide et égouttez-le bien.

Faites fondre le beurre dans une poêle puis faites revenir le chou de toutes parts jusqu'à ce qu'il soit bien doré et joliment caramélisé. Salez et poivrez.

Servez les maquereaux avec les rondelles de citron, la rhubarbe et le chou. Accompagnez de pain de seigle ou d'épeautre.

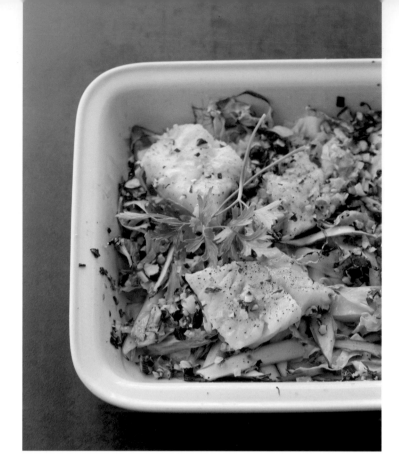

Églefin au four et gremolata au citron

Comme beaucoup de fruits à coque, les amandes sont un aliment très précieux en raison des nutriments indispensables qu'elles contiennent. Utilisez-les avec leur peau, et non blanchies, car elles se révèlent ainsi plus nutritives.

POUR 4 PERSONNES

½ chou pointu coupé finement
1 botte d'asperges émincées
  dans la longueur
1 bulbe de fenouil
800 g (1 ¾ lb) de filets d'églefin sans peau
  ni arêtes
le jus de 1 citron
sel et poivre fraîchement moulu

Pour la gremolata

1 c. à café (1 c. à thé) d'huile de colza
1 échalote finement hachée
1 c. à café (1 c. à thé) de zeste râpé
  de 1 citron non traité
50 g (½ tasse) d'amandes hachées

Pour la sauce au yogourt

150 ml (¾ tasse) de yogourt
le jus de ½ citron
2 c. à soupe de persil finement haché

Préchauffez le four à 180 °C (350 °F).

Préparez la gremolata: faites chauffer l'huile dans une poêle puis faites revenir l'échalote, le zeste de citron et les amandes 2 minutes à feu doux. Réservez la gremolata sur un plat.

Dans un plat allant au four, placez le chou, les asperges et le fenouil et mélangez bien le tout. Disposez par-dessus les filets d'églefin. Ajoutez le jus de citron, salez et poivrez. Parsemez de gremolata. Enfournez et faites cuire 10 minutes.

Mélangez les ingrédients de la sauce au yogourt. Salez et poivrez à votre convenance.

Servez l'églefin dans le plat, accompagné de sauce au yogourt.

Ragoût de morue, chou-fleur à la sauce moutarde et épinards à l'épeautre

Demandez à votre poissonnier si la morue que vous achetez provient d'une source renouvelable.

POUR 6 PERSONNES

200 g (2 ⅔ tasses) d'épeautre
500 g (1 lb) d'épinards
1 morue entière d'environ 1,25 kg (3 lb)
1 oignon coupé en deux
3 feuilles de laurier
1 c. à soupe de grains de poivre entiers
1 c. à soupe de sel
1 chou-fleur séparé en bouquets
1 c. à soupe d'huile de colza
1 gousse d'ail
sel et poivre fraîchement moulu

Pour la sauce moutarde

3 c. à soupe de moutarde à l'ancienne
1 c. à soupe de moutarde de Dijon
6 c. à soupe de persil haché

Faites cuire l'épeautre 30 minutes dans une grande quantité d'eau bouillante. Égouttez-le et laissez-le dans la passoire. Lavez soigneusement les épinards à l'eau froide et ôtez leurs tiges dures.

Coupez la morue en gros morceaux. Déposez ceux-ci dans une sauteuse et ajoutez l'oignon, le laurier, les grains de poivre et le sel. Recouvrez d'eau à hauteur du poisson. Portez le tout à ébullition, puis baissez le feu et laissez mijoter 10 minutes à couvert.

Faites sauter le chou-fleur à sec quelques minutes dans une poêle (s'il adhère au récipient, ajoutez un peu d'eau). Salez et poivrez.

Préparez la sauce à la moutarde en mélangeant les ingrédients. Salez à votre convenance puis mélangez-la au chou-fleur dans un saladier.

Dans la poêle, faites chauffer l'huile avec l'ail à feu doux. Ajoutez les épinards et laissez-les réduire. Incorporez l'épeautre cuit et mélangez bien les ingrédients. Salez et poivrez.

Déposez les morceaux de poisson sur un plat de service. Servez-les accompagnés d'épinards à l'épeautre et de chou-fleur sauce moutarde.

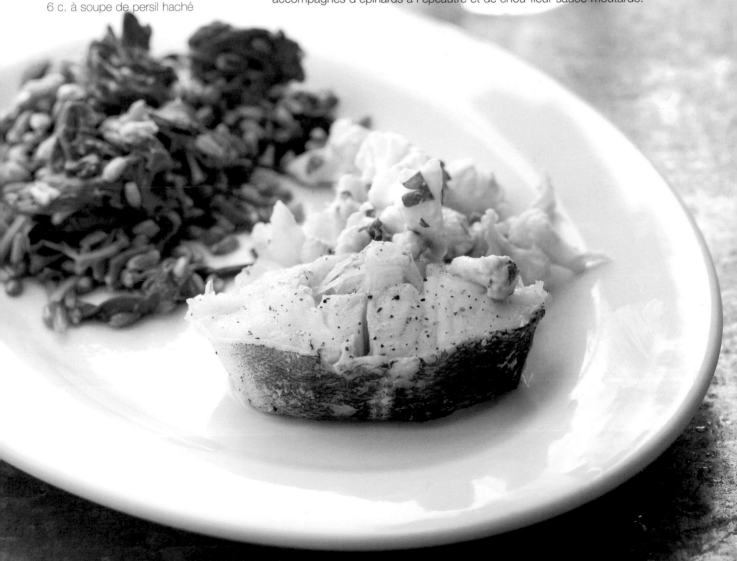

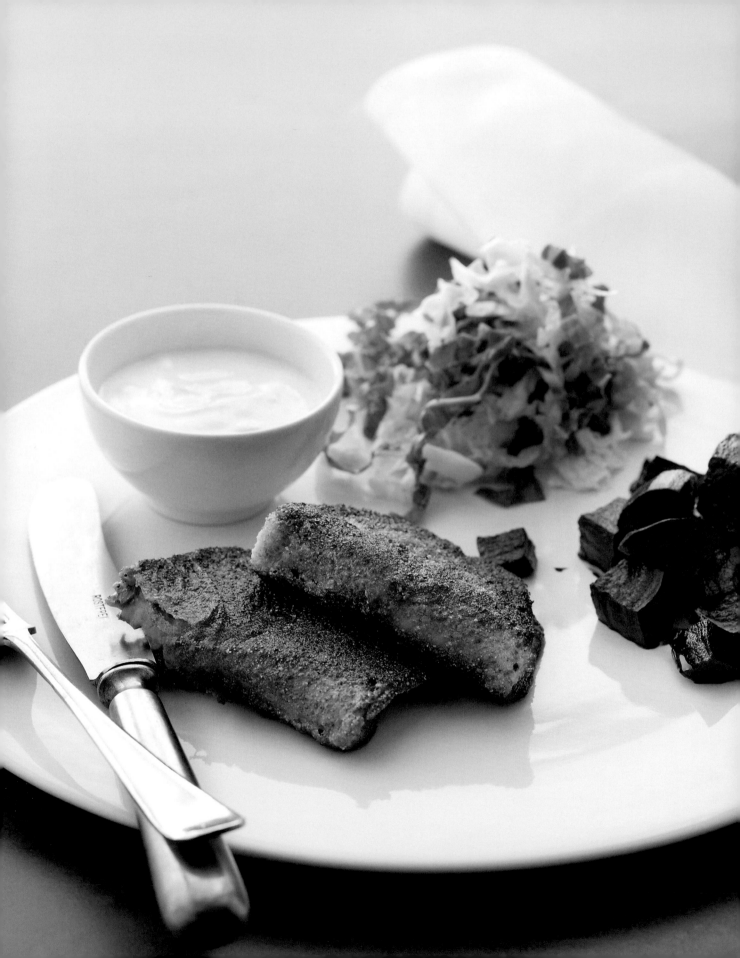

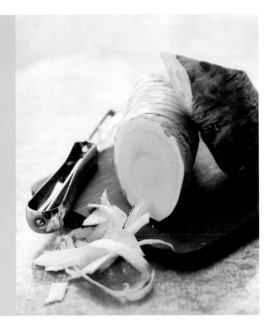

LE RAIFORT provient du sud-est de l'Europe et de l'Asie occidentale, mais pousse bien sous les latitudes septentrionales européennes. Ce légume, qui appartient à la famille des choux et dont on consomme la racine, contient de la vitamine C, des folates, du potassium, du calcium, du fer, du magnésium et du phosphore. Il possède des propriétés antibactériennes et aussi une bonne source d'isothiocyanates, composés phytochimiques ayant en effet préventif contre le cancer. Fréquemment cultivé à la campagne, le raifort est une plante vivace qui peut être récoltée tant qu'il lui reste des feuilles.

Hareng frit aux betteraves et à la sauce au raifort

Le hareng peut être cuisiné de nombreuses façons. Il s'agit d'un aliment sain, peu coûteux, que l'on peut consommer quotidiennement. Le raifort apporte en outre de la vitamine C, du fer et du calcium.

POUR 4 PERSONNES

8 filets de hareng d'environ 150 g (5 oz) chacun
100 g (⅔ tasse) de farine de seigle
1 ou 2 c. à soupe d'huile de colza
4 tranches de pain de seigle, en accompagnement

Pour les betteraves

400 g (2 tasses) de betteraves
5 c. à soupe de sirop de bleuet
sel et poivre fraîchement moulu

Pour la sauce au raifort

200 ml (¾ tasse) de yogourt
1 c. à café (1 c. à thé) de miel
2 c. à café (2 c. à thé) de jus de citron vert
50 g (⅓ tasse) de raifort finement râpé
2 c. à soupe de câpres

Pour la salade verte en accompagnement

le jus de ½ citron

Pelez et coupez les betteraves en dés d'environ 2 cm (¾ po) de côté. Déposez-les dans une casserole avec le sirop de bleuet, 75 ml (5 c. à soupe) d'eau, très peu de sel et un peu de poivre. Portez le tout à ébullition, puis couvrez la casserole et laissez mijoter 10 minutes. Ôtez le couvercle, augmentez le feu et, si nécessaire, faites réduire le jus en remuant jusqu'à ce qu'il ait la consistance d'un glaçage.

Retirez la petite arête dorsale des filets de poisson et lavez-les. Mélangez la farine de seigle, le sel et une généreuse quantité de poivre. Placez les filets côté peau dans ce mélange de façon à bien les enduire, puis pliez-les en deux.

Faites frire les filets dans l'huile 4 à 5 minutes de chaque côté afin qu'ils soient bien dorés.

Mélangez tous les ingrédients de la sauce au raifort, salez et poivrez (ajoutez éventuellement un peu plus de jus de citron vert).

Servez les harengs avec les betteraves, la sauce au raifort et la salade verte arrosée de jus de citron.

CONSEIL Si vous ne trouvez pas de hareng frais, utilisez des filets de maquereau ou de rouget.

Gibier et volaille

Le gibier appartient à notre tradition culinaire depuis des siècles. Déjà l'homme primitif chassait les animaux sauvages, dont il cuisait la chair sur le feu. Aujourd'hui, nous consommons davantage de viande issue d'animaux d'élevage, sans doute plus que cela est nécessaire. Or, il est important de réduire la quantité de viande que nous mangeons, autant pour des raisons de santé que pour des raisons d'ordre climatique. Cependant, la viande reste une excellente source de protéines et est l'ingrédient de base de nombreuses recettes classiques. Dans le cadre d'un régime, il est néanmoins indispensable de réduire sa consommation de viande. Préférez le gibier à toute autre viande, car sa production a moins d'impact sur l'environnement. En outre, les animaux sauvages vivant dans leur habitat naturel ont une chair plus maigre contenant davantage de nutriments et moins d'additifs (hormones de croissance, médicaments) que celle des animaux d'élevage.

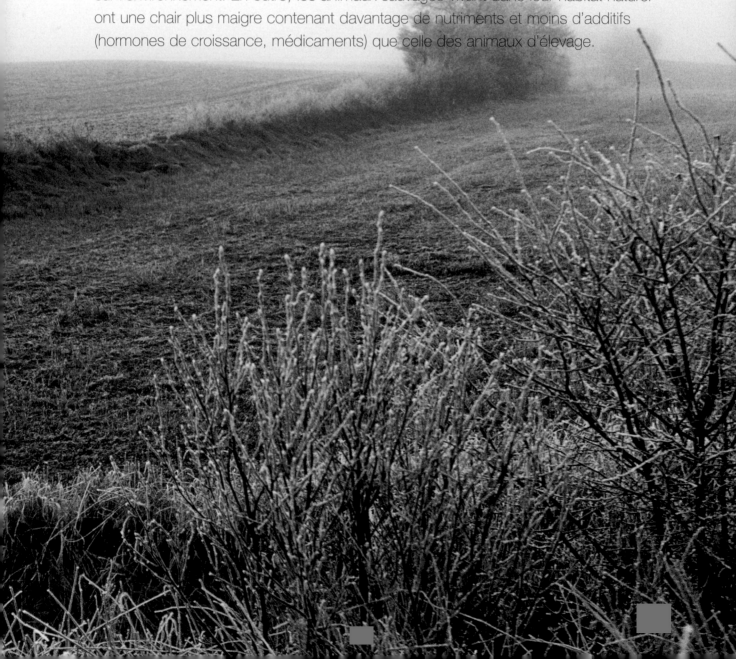

Chevreuil au chutney rhubarbe-gingembre

Au début de l'été, il est possible de déguster de tendres filets de jeunes chevreuils, que l'on chasse à cette période de l'année. Au Danemark, la saison de la chasse au chevreuil a lieu de mi-juin à mi-juillet. Servez cette viande avec des légumes d'été et un chutney faisant office de sauce.

POUR 6 PERSONNES

600 g (1 ¼ lb) de pommes de terre
  nouvelles
4 poireaux coupés en tronçons
  de 5 cm (2 po) de long
1 filet de chevreuil (ou d'agneau)
25 g (¼ tasse) de beurre
cerfeuil haché
sel et poivre

Pour le chutney rhubarbe-gingembre

300 g (3 tasses) de rhubarbe en morceaux
100 g (1 tasse) de gingembre râpé
1 c. à soupe de grains de poivre entiers
100 g (½ tasse) de sucre semoule environ
1 c. à soupe de vinaigre de vin blanc

Placez tous les ingrédients du chutney dans une casserole et faites-les mijoter 20 minutes. Salez et poivrez à votre convenance. Laissez refroidir le chutney.

Faites cuire les pommes de terre à l'eau bouillante salée jusqu'à ce qu'elles soient tendres. Faites blanchir les poireaux 4 minutes dans de l'eau salée. Égouttez-les et tenez-les au chaud.

Faites fondre le beurre dans une poêle, puis faites frire le filet de chevreuil 5 minutes environ de chaque côté. Salez et poivrez. Coupez la viande en tranches. Parsemez-la de cerfeuil. Servez le tout.

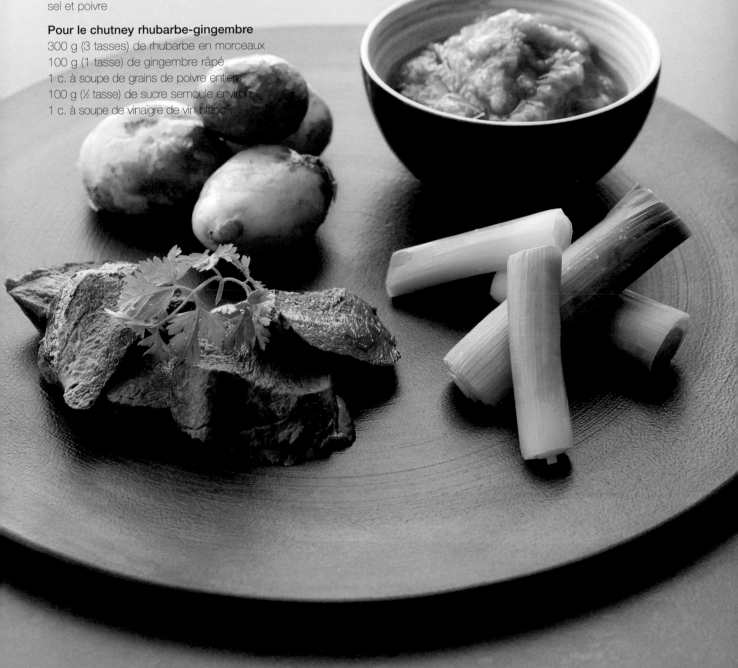

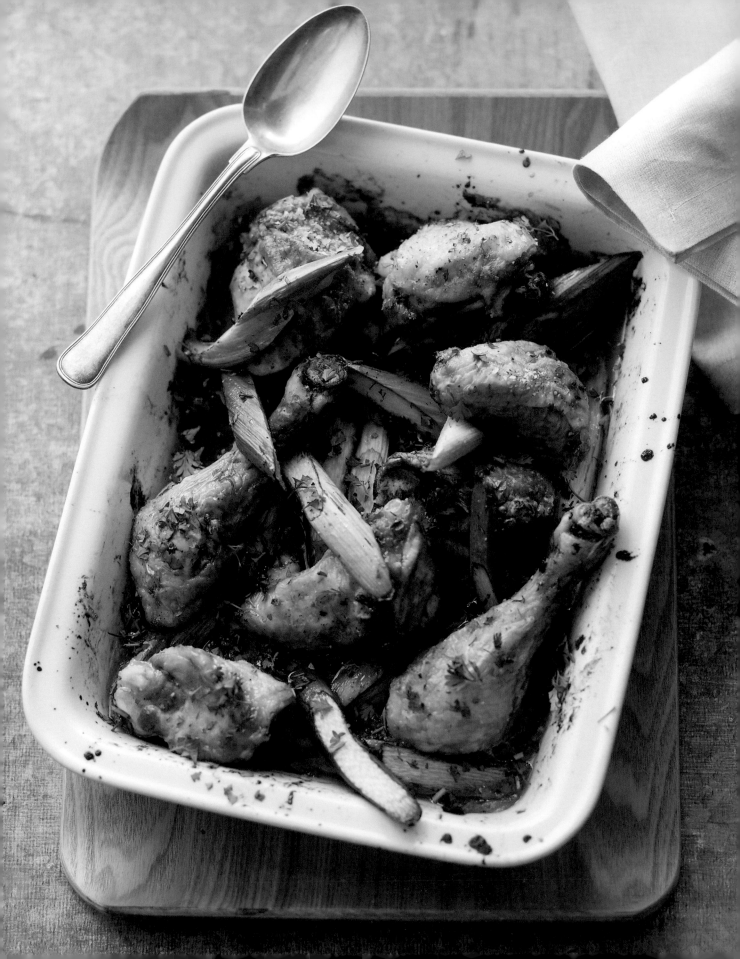

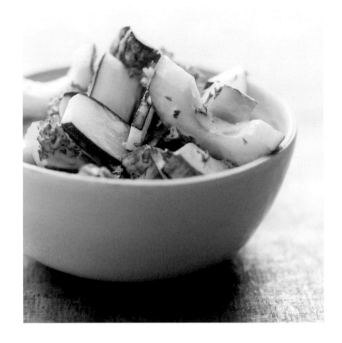

Poulet à la rhubarbe, salade de concombre et de radis

La rhubarbe et le poulet vont très bien ensemble et constituent un délicieux plat printanier.

POUR 4 PERSONNES

1 poulet bio ou élevé en plein air,
   coupé en 8 morceaux
300 g (3 tasses) de rhubarbe
50 g (¼ tasse) de sucre bio non raffiné
sel et poivre fraîchement moulu

Pour la salade de concombre et de radis

1 concombre coupé en petits dés
1 botte de radis coupés en petits tronçons

Pour l'assaisonnement

100 ml (½ tasse) de yogourt au lait de chèvre
1 gousse d'ail finement hachée
2 c. à soupe de menthe hachée

Préchauffez le four à 200 °C (400 °F). Déposez les morceaux de poulet dans un plat à four, salez et poivrez. Enfournez et faites cuire 30 minutes.

Coupez la rhubarbe en tronçons. Mélangez-les dans un saladier avec le sucre.

Sortez le poulet du four. Disposez la rhubarbe sous le poulet et remettez le plat au four. Poursuivez la cuisson 15 minutes.

Préparez la salade : mettez le concombre et les radis dans un saladier. Ajoutez les ingrédients de l'assaisonnement et mélangez. Salez et poivrez.

Servez le poulet à la rhubarbe avec la salade de concombre et de radis.

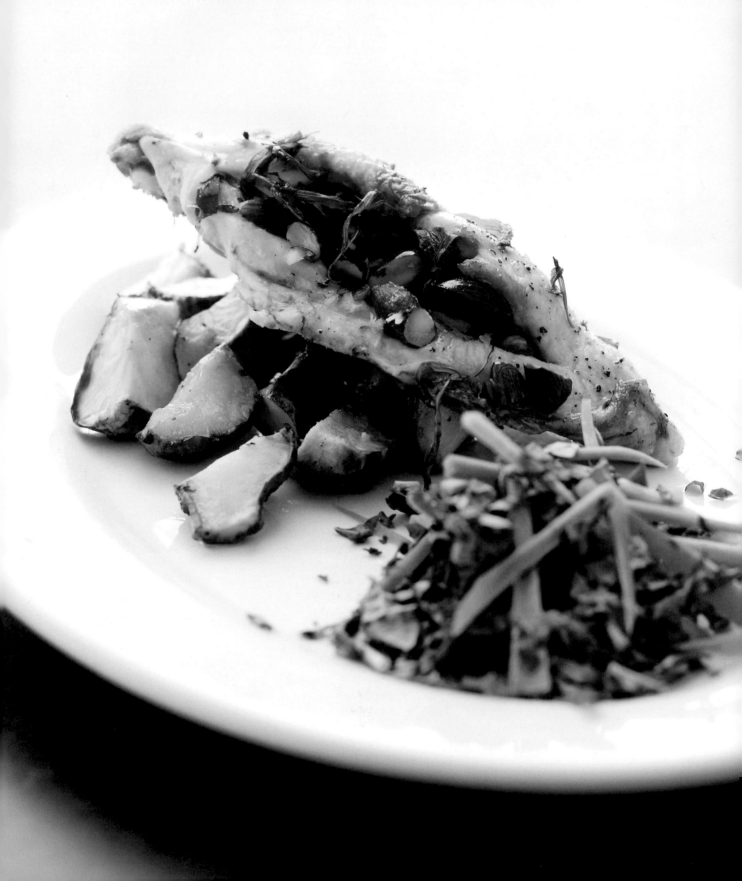

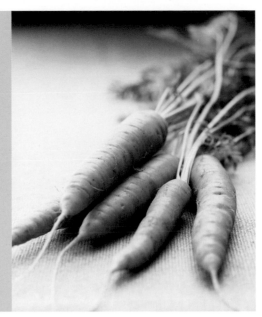

LES CAROTTES constituent la meilleure source de bêtacarotène, grâce auquel le corps fabrique de la vitamine A. Elles contiennent des fibres, différentes vitamines B, des vitamines C et K, du potassium et du manganèse. Souvent de couleur orange, les carottes peuvent aussi être blanches, rouges ou jaunes. Il existe des variétés précoces et tardives. Les carottes de culture forcée sont disponibles en juin, celles cultivées de façon précoce à l'extérieur sont récoltées de juillet à septembre, et la majorité des carottes se trouvent en octobre et novembre, les variétés tardives à partir de décembre. Comme elles se conservent facilement, on peut consommer des carottes toute l'année.

Poulet à l'estragon, aux topinambours et à la salade de chou frisé et de carottes

L'estragon est l'une de mes herbes aromatiques préférées. Je l'emploie avec du poulet, dans les salades et les galettes de poisson ainsi que dans des assaisonnements. J'en cultive dans un pot que je place devant la fenêtre de ma cuisine en hiver.

POUR 4 PERSONNES

4 blancs de poulet bio ou élevé
  en plein air, avec leur os
50 g (½ tasse) d'amandes
8 c. à soupe d'estragon frais haché
½ c. à café (½ c. à thé) de sel
600 g (3 tasses) de topinambours
3 gousses d'ail coupées en deux
2 c. à soupe d'huile d'olive
sel et poivre fraîchement moulu

Pour la salade de chou frisé

300 g (2 tasses) de chou frisé
3 carottes

Pour l'assaisonnement

1 c. à soupe de moutarde de Dijon
2 c. à soupe de vinaigre de cidre
1 c. à soupe d'huile de noix

Préchauffez le four à 200 °C (400 °F). Incisez latéralement les blancs de poulet pour les farcir.

Dans un saladier, mélangez les amandes, l'estragon et le sel. Farcissez les blancs de poulet avec ce mélange.

Coupez les topinambours en morceaux et déposez-les avec l'ail dans un grand plat à four. Ajoutez l'huile d'olive, du sel et du poivre. Placez les blancs de poulet farcis sur les topinambours et faites cuire le tout 25 minutes.

Ôtez les tiges des feuilles de chou et lavez les feuilles à l'eau froide. Égouttez-les et hachez-les finement. Coupez les carottes en julienne et mélangez-les au chou.

Mélangez les ingrédients de l'assaisonnement et ajoutez celui-ci à la salade juste avant de servir.

Servez les blancs de poulet aux topinambours avec la salade de chou et de carottes.

CONSEIL Vous pouvez remplacer les amandes par des noisettes.

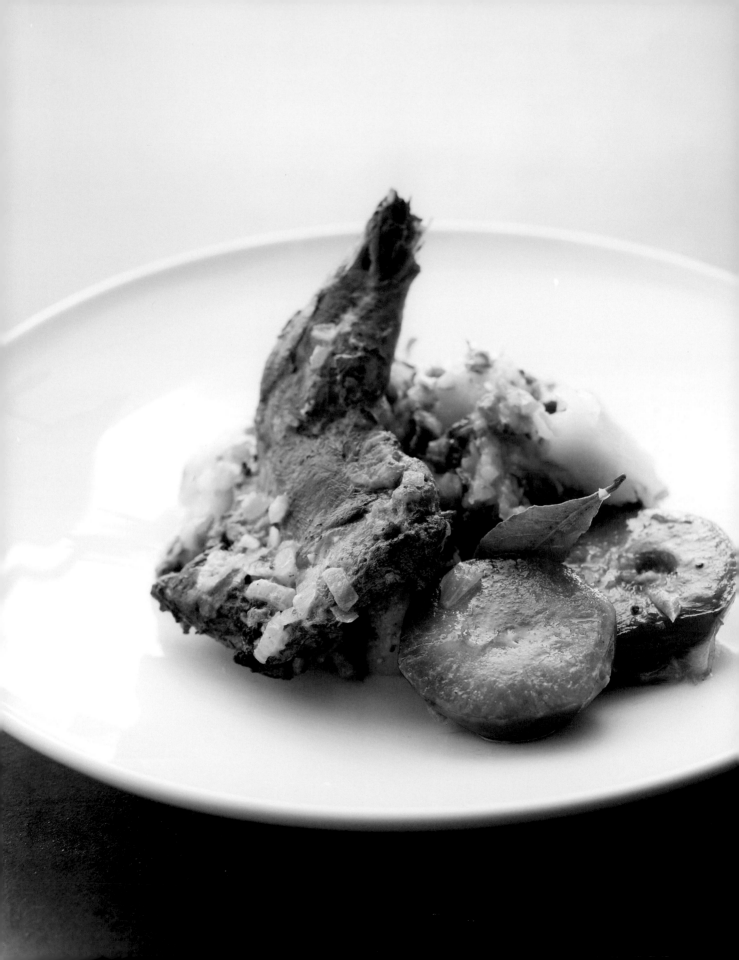

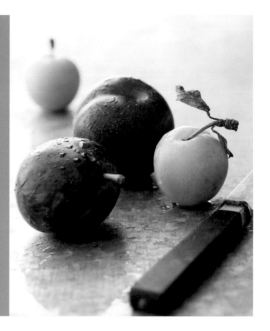

LA PRUNE, l'un des fruits les plus cultivés au monde, constitue une bonne source de fibres, de potassium et de vitamines A et C. Les variétés de prunes à peau foncée ont une teneur importante en bêtacarotène, un composé phytochimique antioxydant réputé pour combattre certains cancers. Les prunes séchées, ou pruneaux, sont connues pour leurs effets laxatifs, et leur consommation régulière permettrait de réduire le taux sanguin de cholestérol LDL. Elles préviendraient même le cancer du côlon. Les prunes sont mûres en août ou en septembre, selon leur variété.

Faisan aux prunes et à la purée de chou frisé

Je vous conseille de bien surveiller la cuisson du faisan, car il n'est pas bon s'il est trop cuit. Choisissez de préférence du faisan frais : si vous le cuisez correctement, sa viande sera exceptionnelle, très savoureuse et tendre. Vous pouvez toutefois le remplacer par du poulet ou du lapin.

POUR 4 PERSONNES

1 c. à soupe d'huile d'olive
2 faisans coupés chacun en 4 morceaux
2 gousses d'ail hachées
1 oignon haché
3 feuilles de laurier
1 grosse botte de persil hachée
300 ml (1 ¼ tasse) de vin blanc
500 g (1 lb) de prunes coupées en deux
   et dénoyautées

Pour la purée

600 g (1 ¼ lb) de pommes de terre
   coupées en morceaux
100 g (½ tasse) de chou frisé haché
1 c. à soupe d'huile de colza
sel et poivre fraîchement moulu

Faites chauffer l'huile dans une poêle et faites revenir les morceaux de faisan de toutes parts. Ajoutez l'ail, l'oignon, le laurier et le persil. Laissez le tout mijoter 3 minutes. Versez le vin, salez, poivrez et faites cuire 15 minutes supplémentaires. Ajoutez les prunes et poursuivez la cuisson 15 minutes.

Faites cuire les pommes de terre 20 minutes dans une grande casserole d'eau bouillante salée. Ajoutez les feuilles de chou frisé 5 minutes avant la fin de la cuisson. Égouttez les légumes mais conservez un peu d'eau de cuisson.

Déposez les pommes de terre et le chou dans un saladier puis écrasez-les en vous servant d'un fouet. Incorporez l'huile puis un peu d'eau de cuisson réservée afin d'obtenir une purée bien homogène. Salez et poivrez.

Servez le faisan avec les prunes et la purée.

CONSEIL La purée est idéale en hiver, car en cette saison, les pommes de terre sont farineuses et peuvent être mélangées à d'autres légumes qui relèveront leur saveur. Vous pouvez ainsi employer des restes de légumes cuits la veille. Il est inutile d'ajouter beaucoup de graisses : un filet d'huile aromatique et un peu d'eau de cuisson ou de lait écrémé suffiront.

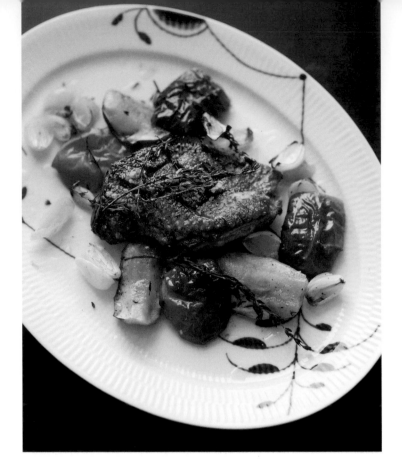

Filets d'oie aux pommes et à la salade de céleri-rave

L'oie constitue le repas de Noël traditionnel de nombreuses familles. Chez nous, nous mangeons du canard. Si je cuisine rarement une oie entière, il m'arrive en revanche de préparer des filets d'oie.

POUR 4 PERSONNES

2 filets d'oie
2 oignons coupés en quatre
4 pommes coupées en morceaux
10 branches de thym
sel et poivre fraîchement moulu

Pour la salade de céleri-rave

400 g (2 tasses) de céleri-rave
4 c. à soupe de yogourt
2 c. à soupe de moutarde
4 c. à soupe de livèche hachée

Préchauffez le four à 200 °C (400 °F).

Incisez la peau des filets d'oie en la quadrillant.

Déposez les oignons, les pommes et le thym dans un plat à four. Placez les filets d'oie par-dessus, salez et poivrez. Enfournez et faites cuire 18 minutes.

Épluchez le céleri et coupez-le en fine julienne à l'aide d'une mandoline. Dans un saladier, mélangez le céleri et le reste des ingrédients. Salez et poivrez.

Découpez les filets d'oie en tranches et servez-les avec la garniture.

CONSEIL Vous pouvez remplacer les filets d'oie par des magrets de canard et le céleri-rave par des carottes ou du chou blanc.

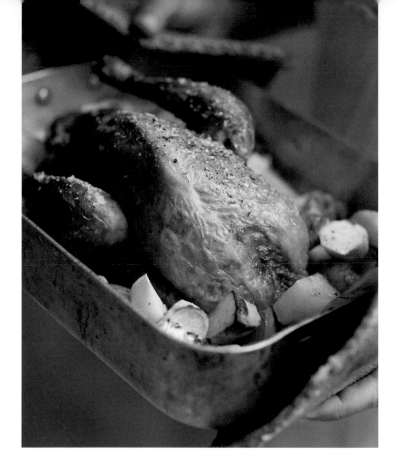

Pintadeaux rôtis à la verveine citronnelle

La pintade, dont j'apprécie la légère saveur de gibier, constitue un parfait substitut au poulet. Ses blancs peuvent être consommés en salade ou revenus à la poêle.

POUR 4 À 6 PERSONNES

2 pintadeaux
1 botte de persil
2 gousses d'ail
2 à 3 brins de verveine citronnelle
sel et poivre fraîchement moulu
une salade d'automne (voir p. 55),
   en accompagnement

Pour les légumes

2 carottes
200 g (1 tasse) de persil tubéreux
   ou de céleri-rave
200 g (1 tasse) de topinambours

Préchauffez le four à 200 °C (400 °F).

   Farcissez les volailles de persil, d'ail et de verveine citronnelle. Salez et poivrez.

   Épluchez tous les légumes et coupez-les en morceaux. Placez-les dans un plat à four, salez, poivrez et disposez les volailles par-dessus. Faites rôtir 1 heure au four.

   Coupez chaque pintadeau en 6 morceaux. Servez avec les légumes et accompagnez d'une salade d'automne.

CONSEILS Avec les restes, préparez un sandwich pour le lendemain. Vous pouvez remplacer les pintadeaux par un gros poulet bio que vous ferez cuire 20 minutes supplémentaires.

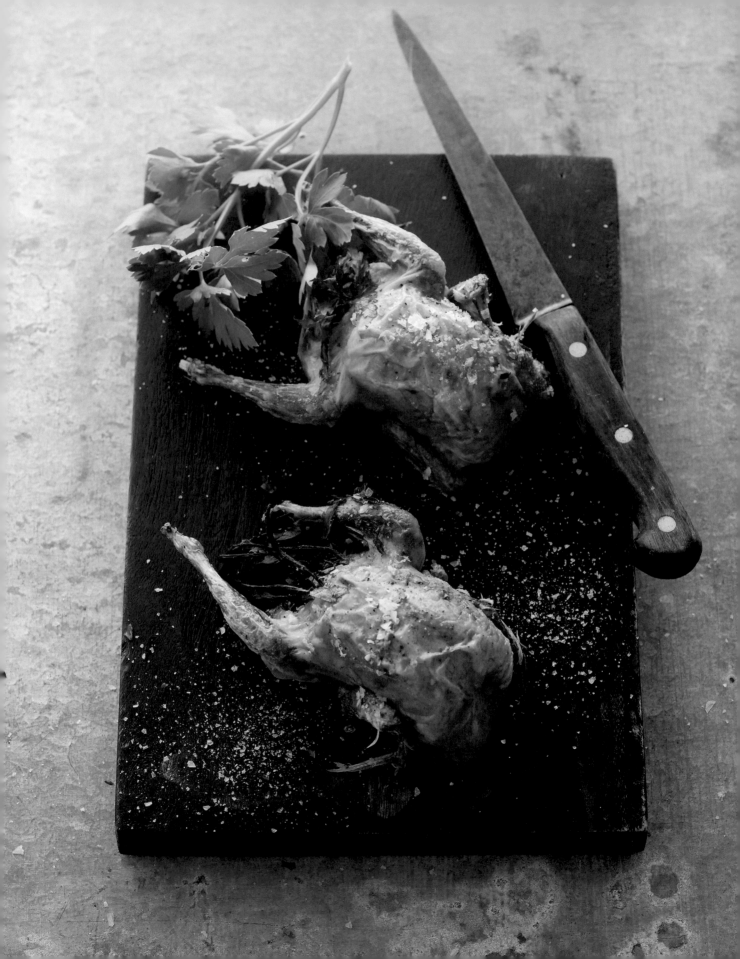

LE PERSIL TUBÉREUX est une variété de persil dont on consomme la racine qui ressemble à un panais ou une carotte blanche. Il est riche en vitamine C, qui a un effet antioxydant, ainsi qu'en minéraux. Il faut préparer la terre avec soin avant de le semer, afin qu'il se développe bien. Le persil tubéreux est récolté de septembre jusqu'aux premières gelées. Il doit être conservé dans un endroit frais et sec.

Cailles aux scorsonères (salsifis) et au chou de Savoie

Accompagnée de légumes variés dont les scorsonères (ou salsifis noirs), une caille par personne est suffisante pour un dîner quand on opte pour la diète scandinave, qui consiste à manger moins de viande et davantage de légumes.

POUR 4 PERSONNES

4 cailles
1 grosse botte de persil plat
4 gousses d'ail coupées en deux
12 scorsonères (salsifis)
lait pour faire tremper les scorsonères
1 chou de Savoie
1 c. à soupe d'huile d'olive
sel et poivre fraîchement moulu

Pour la purée

200 g (1 tasse) de persil tubéreux
  (ou de panais) épluché ou coupé
  en morceaux
200 g (2 tasses) de carottes épluchées
  et coupées en morceaux
300 g (1 ½ tasse) de grosses pommes
  de terre épluchées et coupées
  en morceaux
2 c. à soupe d'huile d'olive extra vierge
sel et poivre fraîchement moulu

Préchauffez le four à 200 °C (400 °F). Farcissez les cailles avec le persil et l'ail, salez et poivrez. Placez-les dans un plat à four. Enfournez et faites cuire 25 minutes.

Préparez la purée: faites cuire le persil tubéreux (ou le panais), les carottes et les pommes de terre dans une casserole d'eau bouillante salée 20 minutes environ, jusqu'à ce que tous les légumes soient tendres.

Égouttez les légumes et réservez un peu d'eau de cuisson. Placez-les dans un saladier et écrasez-les à l'aide d'un fouet. Ajoutez l'huile d'olive et un peu d'eau de cuisson, salez et poivrez. Réservez la purée au chaud.

Épluchez les scorsonères (salsifis) et coupez-les en petits morceaux. Faites-les tremper dans du lait jusqu'au moment de les utiliser. Émincez finement le chou.

Faites chauffer l'huile dans une poêle, puis faites revenir les scorsonères (salsifis) et le chou 6 à 7 minutes jusqu'à ce qu'ils soient tendres. Salez et poivrez.

Servez les cailles bien chaudes avec les scorsonères (salsifis), le chou et la purée.

CONSEIL Vous pouvez remplacer le chou de Savoie par du chou frisé ou des brocolis.

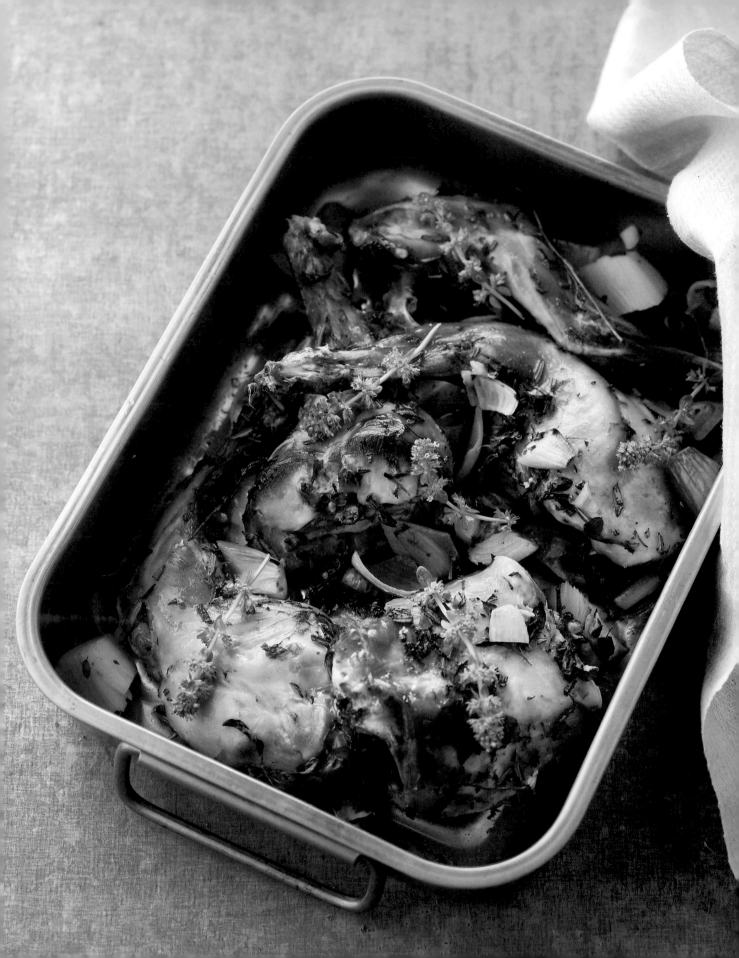

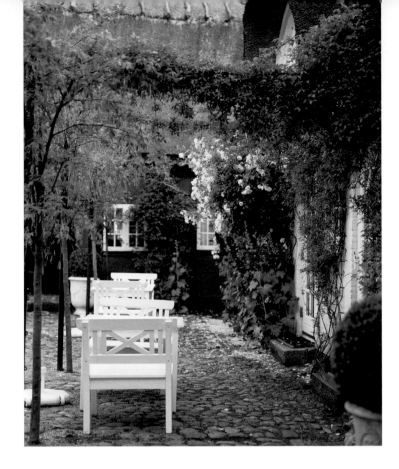

Ragoût de lapin au romarin et au citron

La chair du lapin est délicieuse, notamment lorsqu'il s'agit d'un animal sauvage. Consommer moins de viande issue d'animaux d'élevage permet de préserver l'environnement. Ne vous privez pas de consommer du gibier, une viande naturellement disponible, moins grasse, et de surcroît savoureuse.

POUR 6 PERSONNES

1 lapin
salade verte et pain d'épeautre,
 en accompagnement

Pour la marinade aux herbes

4 gousses d'ail hachées
le zeste râpé de 1 citron non traité
2 c. à soupe respectivement de thym
 haché, de marjolaine et de romarin
huile d'olive
sel et poivre fraîchement moulu

Pour le ragoût de légumes

1 c. à soupe d'huile d'olive
3 échalotes hachées
2 branches de céleri coupées en rondelles
1 courge coupée en dés

Coupez le lapin en 8 morceaux. Mélangez tous les ingrédients de la marinade à l'exception de l'huile d'olive. Enduisez les morceaux de lapin de marinade et réservez 2 heures au réfrigérateur.

Préchauffez le four à 180 °C (350 °F). Arrosez les morceaux de lapin d'un filet d'huile d'olive. Placez-les dans un plat à four. Enfournez et faites cuire 30 minutes.

Préparez le ragoût de légumes : faites chauffer l'huile d'olive dans une poêle, puis faites revenir les échalotes, le céleri et la courge avec du sel et du poivre pendant 5 minutes.

Disposez les morceaux de lapin sur un plat de service et recouvrez-les des légumes. Servez avec une salade verte et du pain d'epeautre.

CONSEIL La chair du lapin est blanche et tendre. Tout comme celle du poulet, elle peut rapidement devenir trop cuite. Les deux viandes étant proches, elles peuvent être cuisinées de la même manière.

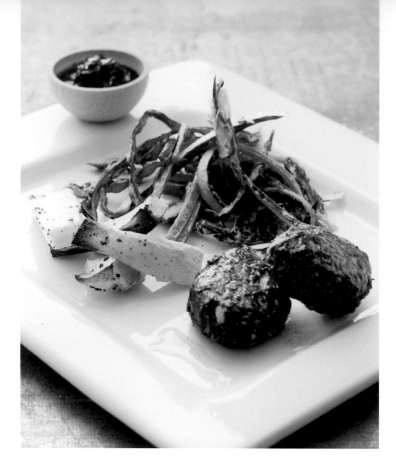

Boulettes de chevreuil aux légumes-racines

Avec la chair du chevreuil, réalisez de délicieuses boulettes. Si vous n'en trouvez pas, remplacez-le par de l'agneau.

POUR 4 À 6 PERSONNES

600 g (1 ¼ lb) de viande de chevreuil hachée

2 œufs

100 g (1 tasse) de flocons d'avoine

50 g (⅓ tasse) de farine de seigle

10 baies de genièvre écrasées

3 carottes

1 oignon finement haché

400 g (2 tasses) de persil tubéreux

400 g (2 tasses) de panais

2 c. à soupe d'huile d'olive vierge

1 c. à café (1 c. à thé) de graines
  d'anis écrasées

1 c. à soupe d'huile de colza

400 g (2 tasses) de chou rouge

50 g (½ tasse) de cerneaux de noix

2 c. à soupe de vinaigre de framboise

200 ml (¾ tasse) de yogourt maigre

compote de canneberges
  (voir p. 110)

sel et poivre fraîchement moulu

Préparez les boulettes: dans un saladier, mélangez le chevreuil, les œufs, les flocons d'avoine, la farine, les baies de genièvre, 1 carotte préalablement râpée et l'oignon. Salez et poivrez. Réservez ce mélange 30 minutes au réfrigérateur.

Préparez les légumes-racines: épluchez le persil tubéreux et les panais puis coupez-les dans le sens de la longueur. Placez-les dans un plat à four et mélangez-les avec l'huile d'olive. Ajoutez l'anis, salez et poivrez.

Préchauffez le four à 180 °C (350 °F). Sortez le saladier du réfrigérateur et, à l'aide d'une cuillère, confectionnez environ 24 boulettes.

Faites-les frire avec très peu d'huile dans une poêle, jusqu'à ce qu'elles soient bien dorées de toutes parts. Disposez-les dans le plat avec les légumes. Enfournez et faites cuire 20 minutes.

Préparez la salade: émincez très finement le chou rouge et coupez les carottes en julienne. Mélangez le tout dans un saladier avec les noix. Dans un bol, mélangez le vinaigre et le yogourt, puis versez l'assaisonnement sur la salade. Salez et poivrez.

Servez les boulettes et les légumes avec la salade et la compote de canneberges.

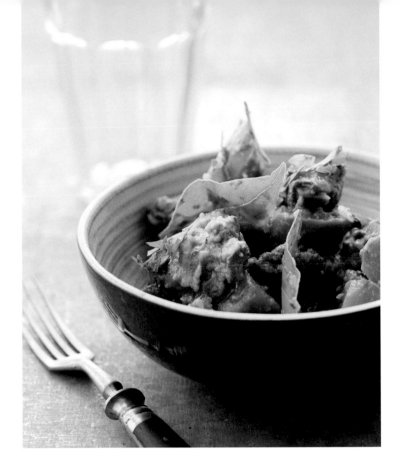

Ragoût de chevreuil aux champignons

Le chevreuil ne doit pas être trop cuit, car sa chair est maigre et peut se dessécher et perdre sa saveur.
Employez de l'épaule ou du cuissot.

POUR 4 PERSONNES

2 c. à soupe de beurre

600 g (1 ¼ lb) de viande de chevreuil coupée
    en dés de 2 cm (¾ po) de côté

2 c. à soupe de farine

12 baies de genièvre écrasées

2 gousses d'ail hachées

3 feuilles de laurier

5 branches de thym

200 g (1 ⅛ tasse) d'oignons grelots
    épluchés

300 ml (1 ¼ tasse) de vin rouge

300 g (5 tasses) de champignons hachés

3 carottes coupées en dés

400 g (2 tasses) de persil tubéreux épluché
    et coupé en dés

En accompagnement

600 g (1 ¼ lb) de pommes de terre cuites à l'eau

2 brins de persil plat

Faites fondre le beurre dans une cocotte, puis saisissez le chevreuil 5 minutes en le retournant régulièrement.

Ajoutez la farine, les baies de genièvre, l'ail, les feuilles de laurier, le thym et les oignons. Mélangez le tout puis incorporez le vin, les champignons, les carottes et le persil tubéreux. Laissez mijoter le tout 20 à 25 minutes (surveillez bien la cuisson de la viande).

Servez ce plat avec des pommes de terre cuites à l'eau parsemées de persil.

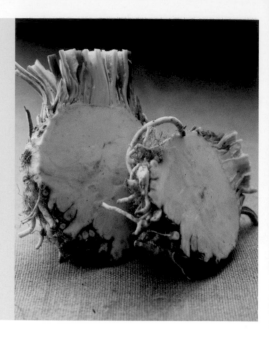

LE CÉLERI-RAVE, une variété de céleri cultivée spécifiquement pour ses racines, peut remplacer avantageusement les pommes de terre, car il est moins calorique. Il contient très peu de cholestérol et est une bonne source de fibres, de vitamine B6, de magnésium, de potassium, de manganèse, de phosphore et de vitamine C. Semé en février ou mars, il est repiqué en mai et sa racine est récoltée entre octobre et février.

Canard colvert au cidre, chou rouge, gingembre et purée de céleri-rave

Le canard colvert est un petit canard dont la carcasse ne comporte pas beaucoup de chair, mais celle-ci est très savoureuse, notamment si elle est accompagnée de légumes d'automne.

POUR 4 PERSONNES
2 canards colverts
500 ml (2 tasses) de cidre
2 feuilles de laurier
1 c. à soupe de grains de poivre entiers
sel

Pour le chou rouge au gingembre
½ chou rouge râpé
100 g (1 tasse) de gingembre
2 c. à soupe de gelée de pomme
  (voir p. 126)
200 ml (¾ tasse) de cidre

Pour la purée de céleri-rave
400 g (2 tasses) de céleri-rave épluché
  et coupé en morceaux
300 g (1 ¼ tasse) de grosses pommes
  de terre épluchées et coupées
  en morceaux
2 c. à soupe d'huile d'olive extra vierge
sel et poivre fraîchement moulu

Coupez chaque canard en deux dans le sens longitudinal. Entaillez la peau de quelques incisions et disposez les canards dans un plat. Arrosez-les de cidre, ajoutez les feuilles de laurier, les grains de poivre et du sel. Placez les morceaux de canard côté chair contre le fond du plat. Recouvrez de film alimentaire et entreposez-le au minimum 2 heures au réfrigérateur, voire jusqu'au lendemain.

Préchauffez le four à 180 °C (350 °F).

Dans un plat à four, mélangez le chou rouge avec le gingembre, la gelée de pomme et le cidre. Disposez les canards sur le chou rouge. Enfournez le plat et faites cuire 50 minutes en remuant le chou rouge à deux reprises lors de la cuisson.

Préparez la purée: faites cuire le céleri-rave et les pommes de terre 20 minutes à l'eau bouillante salée. Égouttez-les et déposez-les dans un saladier avec l'huile d'olive, le sel et le poivre. Écrasez le tout à l'aide d'un fouet de façon à obtenir une purée assez grossière. Réservez la purée au chaud.

Découpez la chair du canard et servez-la avec la purée et le chou rouge.

CONSEILS Vous pouvez remplacer le canard colvert par du magret de canard ou des perdrix. Le temps de cuisson du gibier peut varier considérablement en fonction de l'âge de l'animal.

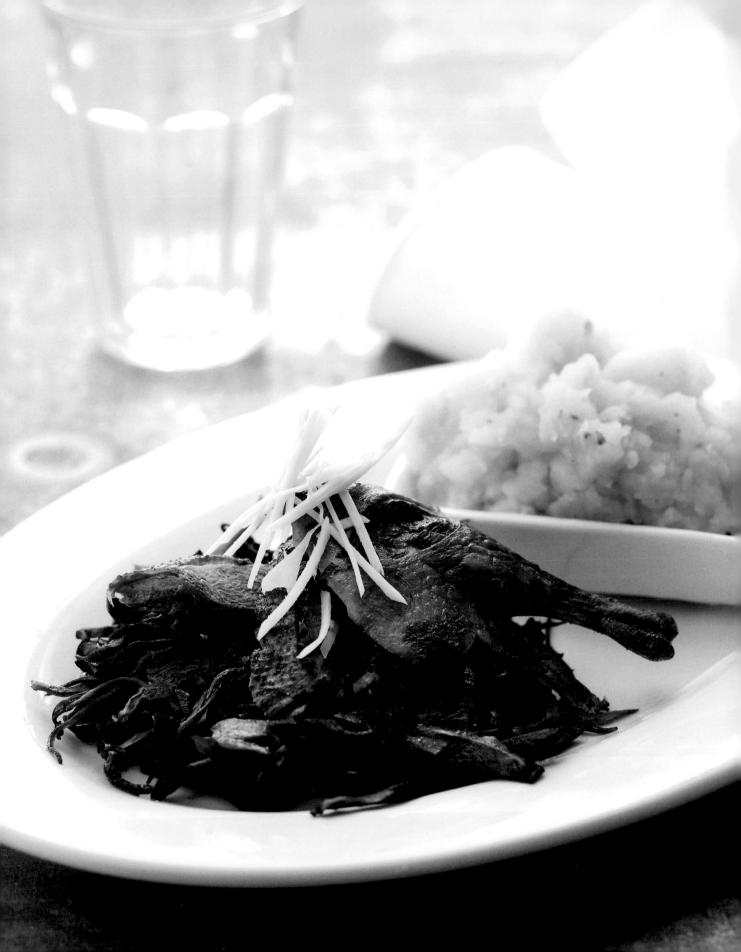

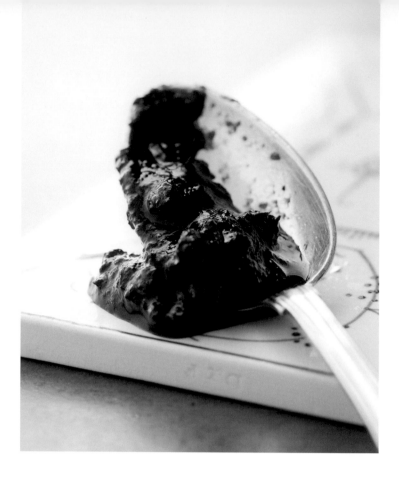

Cuissot de sanglier

POUR 10 PERSONNES

1 cuissot de sanglier
6 gousses d'ail épluchées
10 branches de romarin
10 branches de thym
500 ml (2 tasses) de vin rouge
2 c. à soupe de sel
poivre fraîchement moulu

Pour la compote de canneberges

1 kg (2 ¼ lb) de canneberges fraîches
  ou surgelées
600 g (3 tasses) de sucre semoule

Pour les légumes

5 kg (11 ¼ lb) de navets
500 g (2 ½ tasses) de topinambours
500 g (2 ½ tasses) de carottes
1 kg (2 ¼ lb) de pommes de terre

Pour la compote de canneberges : faites cuire les petits fruits pendant environ 8 minutes dans 200 ml (¾ tasse) d'eau bouillante, en écumant la surface de l'eau de temps en temps. Placez les petits fruits dans des pots stérilisés.

Préchauffez le four à 250 °C (480 °F). Préparez le cuissot de sanglier : enlevez une grande partie de la graisse qui recouvre sa surface. Avec un petit couteau, faites des incisions profondes dans sa chair et insérez 1 gousse d'ail dans chaque incision. Hachez grossièrement le romarin et le thym, et enduisez la viande de ce mélange. Disposez le cuissot dans un grand plat à four et saupoudrez-le de poivre. Enfournez. Au bout de 10 minutes, réduisez la température du four à 160 °C (325 °F), ajoutez le vin et 300 ml (1 ¼ tasse) d'eau. Couvrez et laissez la viande braiser durant 2 heures (en ajoutant un peu d'eau si elle se dessèche).

Épluchez tous les légumes et coupez-les en morceaux. Salez et poivrez. Après 1 heure de cuisson du sanglier, sortez-le du four et disposez les légumes sous la viande. Enfournez le plat pendant encore 1 heure (à la fin de la cuisson, vérifiez la température de la viande à l'aide d'un thermomètre à viande, qui devra être de 80 à 85 °C (175 à 185 °F)).

Servez le sanglier découpé en fines tranches avec les légumes et la compote de canneberges. Vous pouvez également l'accompagner d'une salade de chou frisé (voir page 97).

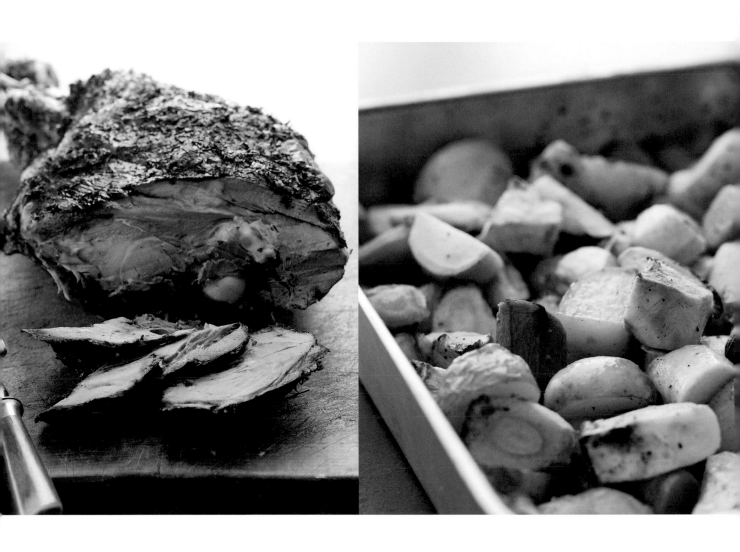

Le sanglier est chassé dès le mois d'août en battue, ou à partir de septembre. Il suffit de se rendre vers minuit dans les bois, de trouver un petit monticule et de s'y tenir immobile. Parfois, une horde de sangliers surgit. Dans ce cas, il faut évaluer calmement la situation, afin de choisir judicieusement l'animal que l'on veut chasser. Il faut éviter de tuer une mère ou une femelle qui porte des petits. La viande de sanglier est certes calorique, mais vous pouvez vous accorder un bon repas de temps en temps en sachant faire preuve d'équilibre : si vous mangez davantage au cours d'une journée, mangez plus légèrement le lendemain. Ne comptez pas les calories absorbées, et ne vous en souciez pas : contentez-vous d'apprécier la saveur des aliments.

Desserts et boissons

Nos existences ont un rythme de plus en plus trépidant, et il est important de prendre le temps de déguster des plats sucrés et réconfortants, en privilégiant les desserts faits maison, car leurs ingrédients sont plus sains. Beaucoup de barres chocolatées, gâteaux et biscuits du commerce contiennent de nombreux additifs et sont très caloriques. Si vous aimez le chocolat, achetez du chocolat noir de bonne qualité, et consommez-le avec modération. Le chocolat noir contient de la vitamine K, du fer, du magnésium et des antioxydants.

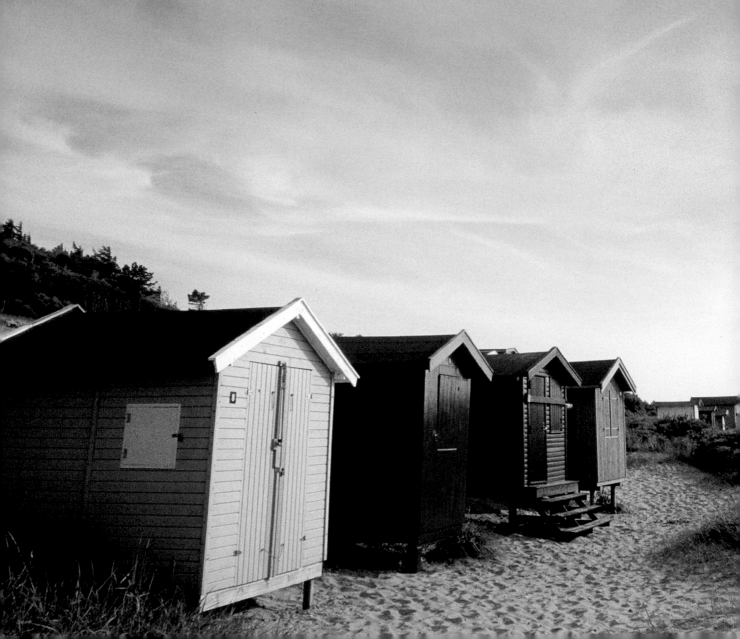

Mousses fraîches de yogourt aux groseilles

Les desserts sont généralement très caloriques. N'en mangez pas systématiquement, en particulier si vous essayez de perdre du poids. Il est difficile, toutefois, de confectionner des gâteaux légers qui aient du goût. Préférez alors des fruits frais. La recette suivante est peu calorique.

POUR 4 PERSONNES

3 feuilles de gélatine
400 ml (1 ⅔ tasse) de yogourt à la grecque
100 ml (½ tasse) de crème fraîche épaisse
3 c. à soupe de miel
200 g (1 tasse) de groseilles

Faites tremper la gélatine dans un bol d'eau froide pendant 10 minutes. Mélangez le yogourt, la crème et le miel dans un saladier.

Essorez la gélatine et faites-la fondre à feu doux dans une petite casserole. Laissez-la reposer 2 minutes, puis incorporez-la délicatement au mélange à base de yogourt. Ajoutez la moitié des groseilles et mélangez.

Répartissez la préparation dans 4 verres et laissez prendre à température ambiante. Puis, réservez 4 heures au réfrigérateur.

Servez les mousses bien froides avec du miel et le reste des fruits.

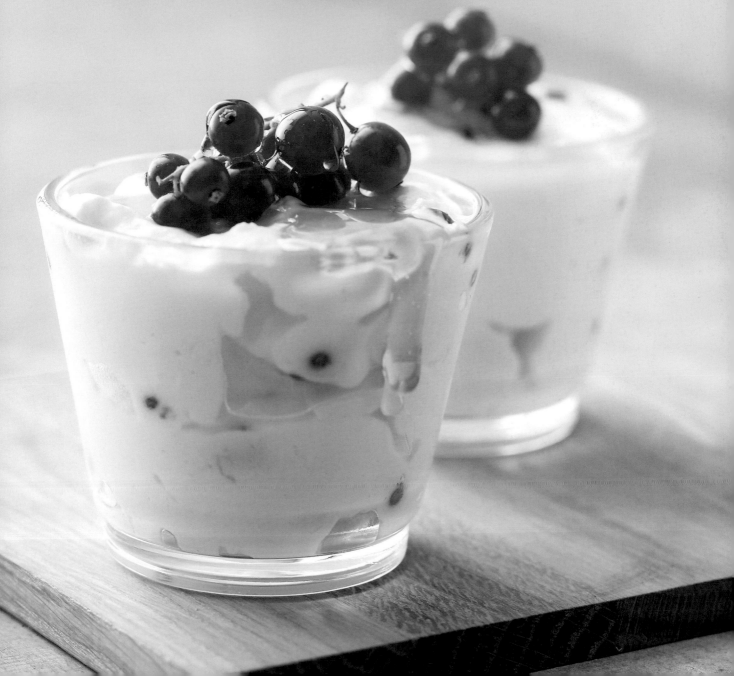

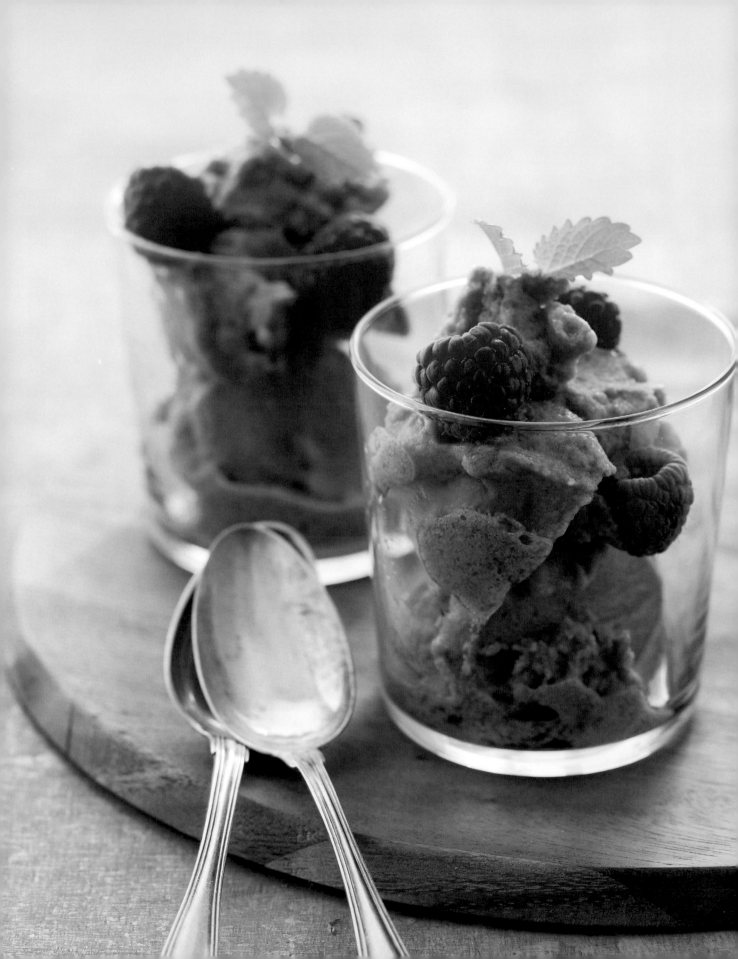

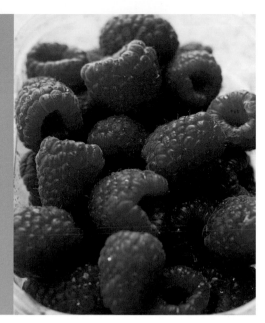

LES FRAMBOISES appartiennent à la famille des rosacées. Rouges, noires, violettes, blanches, orange ou dorées, elles poussent dans la nature ou sont cultivées, y compris dans les zones les plus froides de l'hémisphère Nord. Les framboises figurent parmi les fruits les plus riches en substances antioxydantes, notamment en raison de leur teneur élevée en acide ellagique. Elles contiennent aussi beaucoup de fibres, de la vitamine C, du magnésium, du fer et des folates. En outre, elles constituent l'une des meilleures sources de manganèse dans notre alimentation – oligo-élément indispensable à une bonne croissance osseuse et à la cicatrisation.

Sorbet au citron vert et aux framboises

Ce sorbet s'avère très rafraîchissant. Il est en outre facile à préparer. En le confectionnant vous-même, vous pourrez contrôler sa teneur en sucre. Il n'est pas toujours facile d'arriver à se passer de sucre.

POUR 4 PERSONNES
200 g (1 tasse) de sucre granulé
500 g (5 tasses) de framboises fraîches
 ou surgelées (et décongelées)
le jus de 1 citron vert
feuilles de menthe pour décorer

Dans une casserole, mélangez 250 ml (1 tasse) d'eau avec le sucre. Portez à ébullition puis baissez le feu et faites mijoter 3 minutes. Laissez refroidir le sirop.

Rincez rapidement les framboises et séchez-les bien. Écrasez-les à travers une passoire afin d'obtenir une purée sans graines.

Mélangez la purée de framboises avec le sirop en ajoutant 200 ml (¾ tasse) d'eau et le jus de citron vert. Goûtez et ajoutez éventuellement un peu de jus de citron vert. Versez la préparation dans un récipient en plastique et placez au congélateur. Sortez le récipient du congélateur à 4 ou 5 reprises et mélangez bien avec une fourchette, puis replacez-le au congélateur. Vous pouvez également utiliser une sorbetière. Conservez la glace au congélateur jusqu'au moment de servir, puis décorez-la avec les feuilles de menthe.

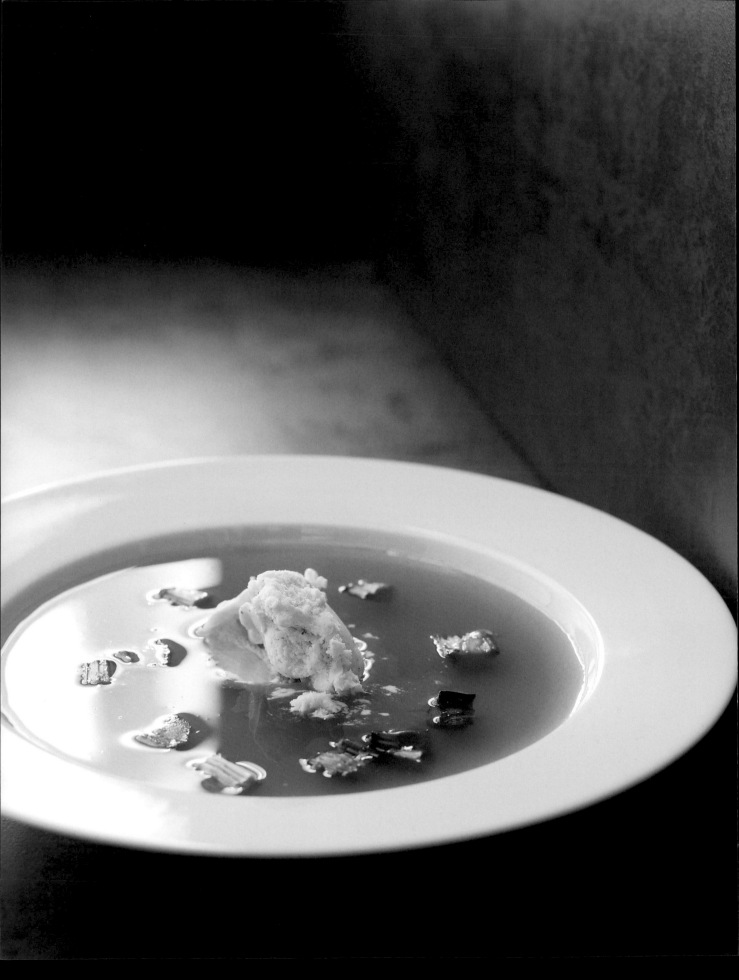

LA RHUBARBE possède des tiges riches en vitamine C, en fibres, en potassium et en calcium. Toutefois, son calcium n'est pas bien absorbé par l'organisme; un inconvénient qui peut être pallié en cuisinant la rhubarbe avec de l'angélique, ce qui permettra en outre d'utiliser moins de sucre. Il existe de nombreuses variétés de rhubarbes, notamment des variétés rouges, vertes et sucrées. Les rhubarbes Strawberry et Victoria sont excellentes. La plante est vivace et facile à cultiver. On la récolte de mars à mai, mais certaines variétés forcées poussent plus précocement.

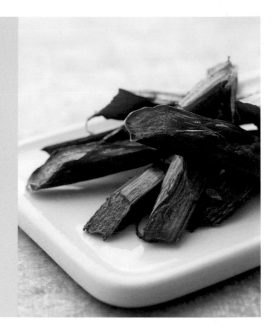

Soupe à la rhubarbe et crème glacée au yogourt

Cette soupe est idéale durant les premières journées chaudes de l'été. Pour éviter d'employer le sucre vanillé du commerce, dont les constituants sont souvent chimiques, lavez une gousse de vanille épuisée et laissez-la sécher jusqu'à ce qu'elle soit dure, puis placez-la dans votre pot de sucre.

POUR 4 PERSONNES

700 g (7 tasses) de rhubarbe
2 tiges d'angélique
1 gousse de vanille
220 à 250 g (1 à 1 ¼ tasse) de sucre
   granulé

Pour la rhubarbe cuite au four

2 tiges de rhubarbe, coupées
   en morceaux de 1 cm (½ po)
50 g (¼ tasse) de sucre granulé

Pour la crème glacée au yogourt

100 ml (1 ½ tasse) de yogourt maigre
50 g (¼ tasse) de sucre vanillé maison
200 ml (¾ tasse) de crème fraîche épaisse

Préparez la crème glacée au moins 8 heures à l'avance: battez le yogourt et le sucre ensemble afin que le sucre soit bien dissous. Battez la crème fraîche jusqu'à ce qu'elle ait la consistance d'une crème fouettée. Mélangez-la délicatement au yogourt. Versez la préparation dans une sorbetière (ou dans un récipient que vous placerez au congélateur pendant 6 heures minimum, en mélangeant à 4 ou 5 reprises).

Préparez la soupe: coupez la rhubarbe et l'angélique en tronçons de 2 cm (¾ po) de long et placez-les dans une casserole. Recouvrez-les d'eau. Fendez la gousse de vanille et raclez les graines à l'aide d'une pointe de couteau. Ajoutez ces graines et la gousse dans la casserole. Portez à ébullition, puis baissez le feu et laissez mijoter 30 minutes sans remuer.

Tapissez une passoire d'un tissu fin et filtrez la rhubarbe. Remettez-la ensuite dans une casserole propre. Ajoutez le sucre et portez le tout à ébullition en remuant. Versez dans un saladier et laissez refroidir puis placez au réfrigérateur jusqu'à ce que la soupe de rhubarbe soit très froide.

Préchauffez le four à 150 °C (300 °F). Disposez les morceaux de rhubarbe dans un plat à four. Saupoudrez de sucre et enfournez pendant 30 minutes. Laissez refroidir.

Servez la soupe froide avec la rhubarbe cuite et la crème glacée au centre. CONSEIL Si vous ne trouvez pas d'angélique, ajoutez 100 g (½ tasse) de sucre.

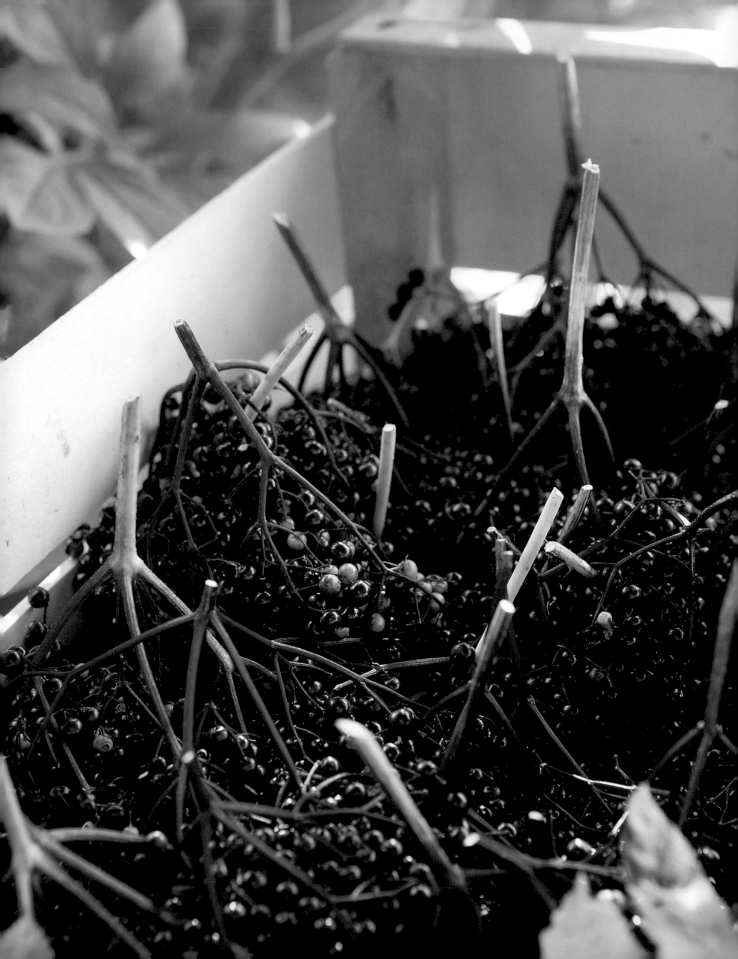

Soupe de sureau aux croûtons de pain de seigle

Lorsque j'étais enfant, cette soupe faisait office de souper. Aujourd'hui, lorsqu'elle n'est pas tombée dans l'oubli, elle est plutôt considérée comme un dessert. Cependant, elle peut servir de repas consistant ou d'en-cas l'après-midi. Ma mère nous en préparait lorsque nous avions un rhume ou de la fièvre, et les adultes buvaient un grog aux fleurs de sureau additionné de rhum.

POUR 4 PERSONNES

500 ml (2 tasses) de sirop de sureau (voir p. 124)

1 c. à soupe de fécule de maïs

2 c. à soupe de beurre

3 tranches de pain de seigle coupées en petits dés

2 pommes coupées en tranches

Dans une casserole, mélangez le jus de sureau avec 500 ml (2 tasses) d'eau et portez le tout à ébullition.

Délayez la fécule de maïs dans de l'eau, puis ajoutez-la à la soupe. Portez à nouveau lentement à ébullition.

Faites fondre le beurre dans une poêle puis faites revenir les dés de pain pendant 2 à 3 minutes.

Versez la soupe dans des bols puis répartissez les tranches de pomme et les croûtons de pain dans chaque bol. Dégustez bien chaud.

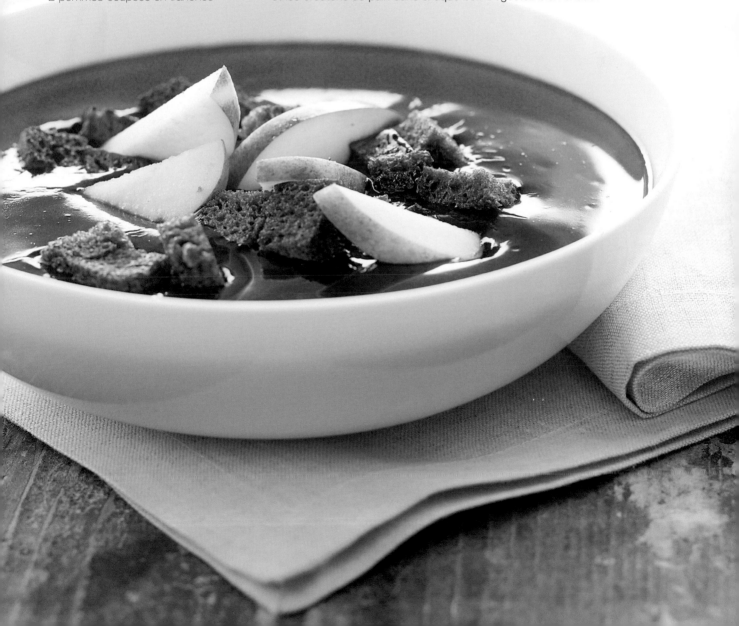

LES POMMES sont originaires d'Asie centrale, mais sont aujourd'hui cultivées dans le monde entier. Elles parviennent à maturité en automne. Il en existe des centaines de variétés et leurs qualités nutritionnelles varient d'une variété à l'autre. D'une manière générale, elles sont riches en vitamine C – aux propriétés antioxydantes – et en potassium, un élément qui joue un rôle dans le métabolisme des protéines. Elles contiennent également de la quercétine, une substance qui permet de réduire le taux de cholestérol sanguin. Dotées d'un faible index glycémique, elles constituent un en-cas idéal, car elles calment la faim de façon plus durable que les autres fruits.

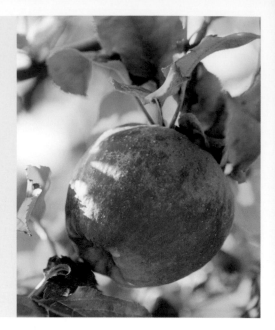

Croustade aux pommes et poires, aux flocons d'avoine et à la cannelle

En automne, je prépare souvent ce gâteau, qui accompagne parfaitement le thé de l'après-midi. Très peu sucré, il contient en revanche des fibres et de nombreuses vitamines. Le yogourt remplace avantageusement la crème fouettée.

POUR 8 À 10 PERSONNES
3 poires (environ 400 g, 14 oz)
3 pommes (environ 800 g, 1 ¾ lb)
200 g (2 ⅛ tasses) de flocons d'avoine
100 g (½ tasse) de sucre brut bio
100 g (¾ tasse) d'amandes grossièrement hachées
2 c. à soupe de cannelle en poudre
50 g (¼ tasse) de beurre
400 ml (1 ⅔ tasse) de yogourt à la grecque, en accompagnement

Préchauffez le four à 200 °C (400 °F).

Lavez les fruits et coupez-les en quartiers puis en petits dés. Répartissez-les dans un plat à four beurré d'environ 30 x 40 cm (12 x 16 po).

Dans un saladier, mélangez les flocons d'avoine, le sucre, les amandes et la cannelle. Répartissez ce mélange sur les fruits et parsemez de petites noisettes de beurre. Enfournez et faites cuire 30 minutes.

Servez la croustade tiède avec du yogourt à la grecque.

CONSEIL Vous pouvez remplacer les pommes et les poires par des prunes ou tout autre fruit de saison.

L'avoine ne contient quasiment pas de gluten et a une teneur plus élevée en antioxydants que le blé. Elle est en outre plus riche en fibres solubles que les autres céréales. Certaines de ces fibres, les bêta-glucanes, auraient la propriété de réduire le taux de cholestérol sanguin de 20%. De plus, tout en étant la seule céréale dont les protéines ont la même forme que celle des légumes, l'avoine contient peu de graisses saturées, de cholestérol et de sodium. On y trouve de la thiamine, du magnésium et du phosphore, ainsi que du manganèse. Cultivée dans les régions où les étés sont chauds et humides, comme le nord-ouest de l'Europe, elle renferme une huile qui la rend particulièrement légère.

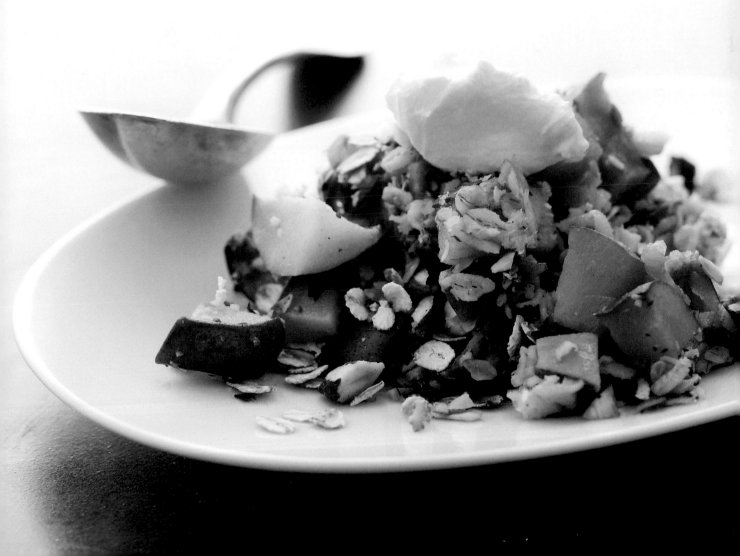

Les fraises sont riches en vitamine C (100 g (½ tasse) de fraises en contiennent deux fois l'apport recommandé pour les adultes) ainsi que de la vitamine K, indispensable à la coagulation du sang en cas de blessure et au bon fonctionnement des os et du cerveau. Elles renferment en outre de l'acide ellagique, réputé pour combattre le développement des cellules cancéreuses. Les fraises poussent à l'état sauvage ou sont cultivées dans toutes les régions tempérées d'Europe et d'Amérique du Nord. Il en existe un grand nombre de variétés aux formes et aux dimensions différentes. Les variétés anciennes, en particulier, ont une saveur très intense.

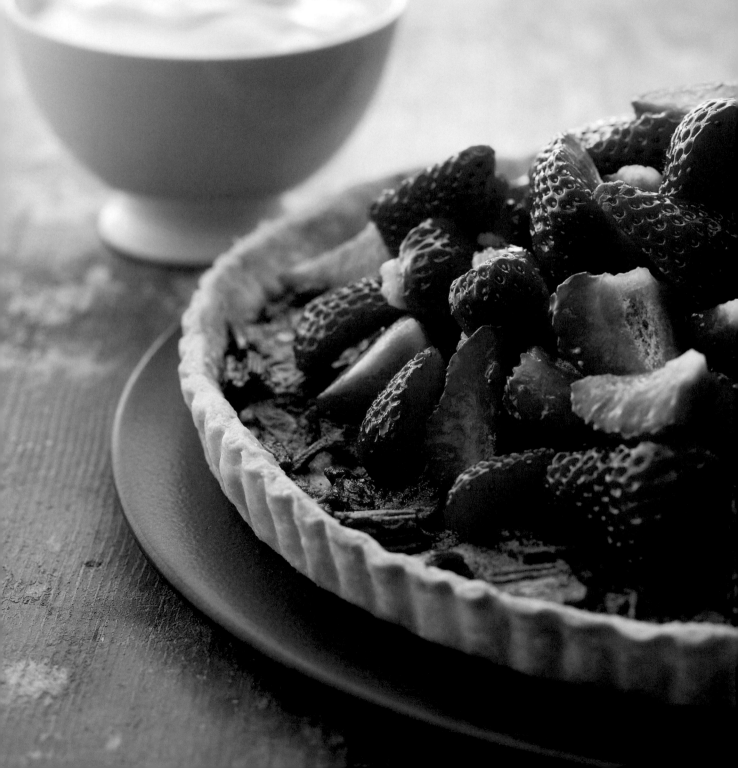

L'ANGÉLIQUE, plante arctique bisannuelle, fut découverte par les Vikings, qui remarquèrent que la population locale ne souffrait pas du scorbut, alors que très peu de plantes poussaient sous le climat rude de l'Arctique. Ils rapportèrent la plante avec eux, et l'angélique devint le légume le plus important du Danemark. Au Moyen Âge, elle était employée comme herbe médicinale et constituait l'un des principaux remèdes contre la peste. N'utilisez que la plante cultivée, car l'angélique sauvage ressemble à la berce du Caucase qui est extrêmement toxique. Très riche en vitamine C et cuisinée avec des légumes contenant de l'acide oxalique, l'angélique favorise l'absorption du calcium.

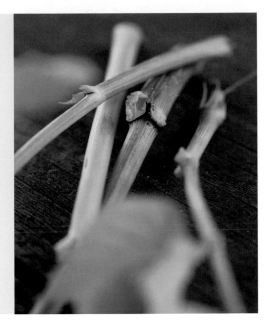

Tarte à la rhubarbe et aux fraises

Il n'est pas nécessaire qu'un dessert soit très sucré et très gras pour être bon. Il suffit qu'il soit composé d'ingrédients aux saveurs naturelles. Le skyr est un produit laitier typique de l'Islande, sorte de fromage blanc riche en protéines et pauvre en matières grasses. Il peut être consommé au petit-déjeuner, dans les sauces de salades et les desserts ou dans toutes les recettes à base de yogourt.

POUR 8 À 10 PERSONNES

450 g (4 tasses) de rhubarbe coupée
  en tronçons de 1 cm (½ po)
1 tige d'angélique coupée en tronçons
  de 1 cm (½ po)
1 gousse de vanille
3 c. à soupe de sucre granulé
500 g (2 ½ tasses) de fraises coupées
  en deux ou en quatre
200 ml (¾ tasse) de crème fraîche,
  en accompagnement

Pour la pâte

200 g (1 ⅓ tasse) de farine de blé
1 c. à soupe de sucre semoule
100 g (½ tasse) de beurre froid coupé
  en petits dés + beurre pour les moules
100 g (½ tasse) de fromage blanc, de skyr
  ou de fromage cottage

Préparez la pâte : tamisez la farine et le sucre au-dessus d'un saladier. Incorporez le beurre et pétrissez les ingrédients jusqu'à l'obtention d'un mélange constitué de grosses miettes. Faites un creux au centre de la pâte et ajoutez le fromage blanc, le skyr ou le fromage cottage. Amalgamez la pâte entre vos mains de façon à former une boule souple : la pâte ne doit pas être collante. Enveloppez-la de pellicule plastique et entreposez 30 minutes au réfrigérateur.

Préchauffez le four à 180 °C (350 °F). Sur votre plan de travail légèrement fariné, abaissez la pâte en un cercle d'au moins 35 cm (14 po) de diamètre. Garnissez de pâte un moule à tarte de 28 cm (11 po) de diamètre (enlevez l'excédent de pâte en passant le rouleau sur le dessus du moule).

Recouvrez la pâte d'un disque de papier cuisson et de haricots secs ou de riz. Faites cuire la pâte au four 15 minutes à sec, puis enlevez le papier cuisson. Remettez au four et faites cuire encore 15 à 20 minutes afin que la pâte soit bien dorée et croustillante. Laissez-la refroidir sur une grille.

Mettez la rhubarbe et l'angélique dans une poêle. Fendez la gousse de vanille, grattez ses graines et mélangez-les à la rhubarbe. Ajoutez le sucre. Couvrez la poêle et laissez mijoter à feu très doux pendant 20 minutes sans remuer. Laissez refroidir.

Disposez la rhubarbe sur le fond de tarte et recouvrez-la de fraises. Servez la tarte avec de la crème fraîche.

Les sirops de fruits

Je prépare des sirops de fruits avec tous les types de petits fruits. Ces sirops ont d'innombrables usages. On peut les employer dans les assaisonnements de salade à la place du miel ; dans l'eau de cuisson pour adoucir la saveur des légumes-racines ; avec de l'eau pétillante pour préparer des boissons aromatisées saines contenant peu de sucre et d'additifs ; avec de la glace ; dilués dans de l'eau et congelés pour faire des sucettes ; avec du champagne pour confectionner un kir royal. Je m'en sers pour préparer des grogs chauds additionnés de rhum ou de cognac lorsque j'ai un rhume ou de la fièvre : ce remède est plus efficace qu'un médicament !

Sirop de sureau

POUR ENVIRON 1,5 LITRE (6 TASSES)
1 kg (2 ¼ lb) de sureau
3 pommes à cuire coupées
    en quartiers
500 g (2 ¼ tasses) de sucre granulé

Lavez les baies de sureau en conservant leurs tiges à l'exception des tiges principales. Déposez les baies et les pommes dans une casserole avec 500 ml (2 tasses) d'eau. Portez à ébullition, puis laissez les fruits mijoter jusqu'à ce que les baies éclatent.

Garnissez une passoire de mousseline et filtrez le jus des fruits.

Versez le jus obtenu dans une casserole propre et portez à ébullition. Ajoutez le sucre et laissez bouillir 2 à 3 minutes, en écumant la surface. Répartissez le jus bouillant dans des bouteilles stérilisées. Conservez celles-ci au réfrigérateur après ouverture.

Sirop de bleuet

POUR ENVIRON 1 LITRE (4 TASSES)
1 kg (2 ¼ lb) de bleuets
300 g (1 ½ tasse) de sucre granulé

Lavez les bleuets, en conservant leurs tiges à l'exception des tiges principales. Déposez les bleuets dans une casserole avec 500 ml (2 tasses) d'eau. Portez à ébullition puis laissez les baies mijoter jusqu'à ce qu'elles éclatent.

Garnissez une passoire de mousseline et filtrez le jus des fruits.

Versez le jus obtenu dans une casserole propre et portez à ébullition. Ajoutez le sucre et laissez le mélange bouillir 2 à 3 minutes, en écumant la surface si nécessaire. Répartissez le jus encore bouillant dans des bouteilles stérilisées. Conservez celles-ci dans votre placard, puis au réfrigérateur après ouverture.

Sirop de groseille

POUR ENVIRON 1 LITRE (4 TASSES)
1 kg (2 ¼ lb) de groseilles
350 g (1 ⅔ tasse) de sucre granulé

Lavez les groseilles, en conservant leurs tiges à l'exception des tiges principales. Déposez les groseilles dans une casserole avec 500 ml (2 tasses) d'eau. Portez à ébullition, puis laissez les baies mijoter jusqu'à ce qu'elles éclatent.

Garnissez une passoire de mousseline et filtrez le jus des fruits.

Versez le jus obtenu dans une casserole propre et portez à ébullition. Ajoutez le sucre et laissez le mélange bouillir 2 à 3 minutes, en écumant la surface si nécessaire. Répartissez le jus encore bouillant dans des bouteilles stérilisées. Conservez celles-ci dans votre placard, puis au réfrigérateur après ouverture.

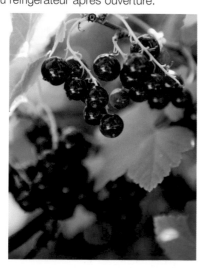

Conserve de groseilles fraîches

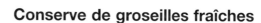

Servez ces groseilles avec du poulet, du poisson ou du gibier. Vous pouvez également les utiliser dans votre porridge du matin ou dans un yogourt.

300 g (1 ½ tasse) de groseilles
200 g (1 tasse) de sucre granulé

Lavez les groseilles et égouttez-les bien.

Disposez les fruits sur un grand plateau et saupoudrez-les de sucre. Secouez le plateau de temps en temps jusqu'à ce que le sucre soit dissous.

Placez les groseilles dans un bocal stérilisé et entreposez-les au réfrigérateur : elles se conserveront ainsi environ 3 semaines.

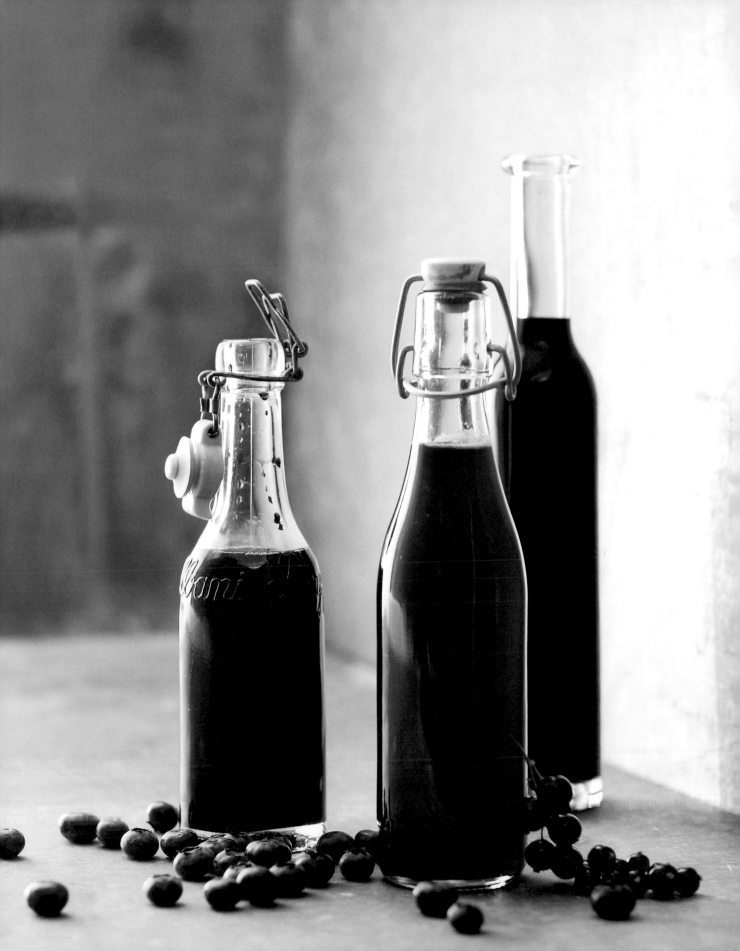

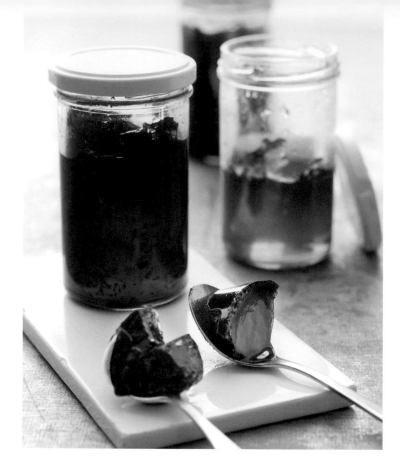

Gelées de pommes

Gelée de pomme

POUR 5 OU 6 POTS DE 200 ML
 (¾ TASSE)
1 kg (2 ¼ lb) de pommes sauvages
sucre (voir ci-dessous)

Portez à ébullition les pommes coupées
en deux avec 500 ml (2 tasses) d'eau.
Couvrez et laissez mijoter 30 minutes à
feu doux. Filtrez les fruits et leur jus à
travers une passoire garnie d'un tissu fin
et laissez-les égoutter 24 h.

   Mesurez la quantité de jus
obtenue. Portez-la à ébullition avec
750 g (2 ⅓ tasses) de sucre par litre
(4 tasses) de jus. Laissez mijoter
jusqu'à ce que quelques gouttes de
jus adhèrent au dos d'une cuillère.
Écumez la surface et versez la gelée
dans des bocaux stérilisés. Attendez le
lendemain pour refermer les bocaux.
Placez-les dans un endroit frais.

Gelée pomme-menthe

POUR 5 OU 6 POTS DE 200 ML (¾ TASSE)
1 kg (2 ¼ lb) de pommes épluchées et
 évidées
150 g (3 ¾ tasses) de feuilles de
 menthe fraîche
sucre (voir ci-dessous)

Portez à ébullition les pommes
coupées en quartiers avec 250 ml
(1 tasse) d'eau. Couvrez et laissez
mijoter 45 minutes sans remuer à feu
doux. Ajoutez la menthe au cours des
5 dernières minutes. Filtrez les
pommes à travers une passoire
garnie d'un tissu fin et laissez-les
égoutter 24 h.

   Portez le jus à ébullition avec 800 g
(4 tasses) de sucre par litre (4 tasses)
de jus. Laissez mijoter à découvert
jusqu'à ce que des gouttes collent au
dos d'une cuillère.

Écumez et versez la gelée dans
des bocaux stérilisés. Attendez
le lendemain pour les refermer.

Gelée aux canneberges
et aux pommes sauvages

POUR 5 OU 6 POTS DE 200 ML (¾ TASSE)
500 g (1 lb) canneberges ou autres
 petits fruits
500 g (1 lb) de pommettes
sucre (voir ci-dessous)

Lavez les petits fruits. Portez-les à
ébullition avec les pommes coupées
en deux et 300 ml (1 ⅓ tasse) d'eau.
Baissez le feu, couvrez et laissez
mijoter 30 minutes sans remuer.

   Filtrez ensuite les fruits à travers
une passoire garnie d'un tissu fin
et laissez-les égoutter 2 à 3 h.

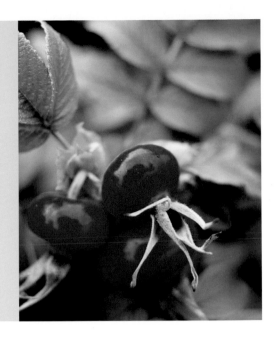

LES ÉGLANTINES, fruits de rosiers sauvages ou cultivés, contiennent une grande quantité de vitamine C, aux vertus antioxydantes. Elles constituent aussi une bonne source de vitamines E et K, de calcium et de magnésium, et une très bonne source de fibres, de vitamine A, de manganèse et d'acides gras oméga 3. On les récolte à la fin du mois d'août ou au début du mois de septembre.

Portez le jus à ébullition avec 1 kg (2 ¼ lb) de sucre par litre (4 tasses) de jus. Laissez mijoter à découvert jusqu'à ce que des gouttes collent au dos d'une cuillère.

Écumez et versez la gelée dans des bocaux stérilisés. Attendez le lendemain pour les refermer.

Sirop d'églantines

POUR ENVIRON 1 LITRE (4 TASSES)
500 g (1 lb) d'églantines
100 ml (½ tasse) de jus de citron
250 g (1 ¼ tasse) de sucre granulé

À l'aide de gants, coupez les églantines en deux et enlevez leurs graines avec une petite cuillère.

Portez les fruits à ébullition avec 250 ml (1 tasse) d'eau et le jus de citron. Baissez le feu et laissez mijoter en remuant de temps en temps, jusqu'à ce que les fruits soient tendres.

Filtrez le jus obtenu dans un sac destiné à passer la gelée, placé au-dessus d'un saladier. Laissez égoutter toute la nuit. Ne pressez pas le sac, car le jus deviendrait trouble.

Le jour suivant, versez le jus dans une casserole, ajoutez le sucre et portez le tout à ébullition. Laissez bouillir jusqu'à ce que le jus ait réduit de moitié et commence à épaissir. Écumez le sirop si nécessaire.

Transvasez le sirop dans des bouteilles stérilisées et fermez-les.

Confiture d'églantines

POUR 5 À 6 POTS DE 200 ML
1 kg (2 ¼ lb) d'églantines
2 petits citrons bio
400 g (2 tasses) de sucre granulé

Coupez les églantines en deux et enlevez leurs graines (voir ci-contre). Hachez-les à l'aide d'un couteau ou mixez-les.

Râpez le zeste des citrons ou prélevez des lanières d'écorce à l'aide d'un couteau économe, sans la partie blanche, puis coupez-les en julienne. Pressez les citrons.

Dans une casserole, mélangez les églantines avec 250 ml (1 tasse) d'eau. Portez à ébullition et laissez cuire 15 minutes. Ajoutez le zeste et le jus de citron, ainsi que le sucre. Mélangez puis portez la confiture à ébullition et maintenez une forte ébullition pendant 10 minutes en remuant fréquemment. Écumez la surface si nécessaire et laissez refroidir.

Répartissez la confiture dans des pots stérilisés et fermez-les. Conservez dans un endroit frais.

Les pains

Le pain fait maison sera l'un de vos principaux alliés lorsque vous changerez de régime alimentaire. Le pain industriel est souvent très calorique et contient beaucoup de sucre, de sel et d'autres additifs. C'est pourquoi le pain est considéré comme mauvais pour la santé dans de nombreux régimes. En outre, les pains industriels ne contiennent souvent qu'un petit pourcentage de céréales complètes, et donc de fibres, de nutriments et de sucres lents. Le pain maison, en revanche, s'il se compose de différentes farines complètes et comporte peu de matières grasses et de sucre, est bon pour la santé. Il devrait faire partie de votre régime quotidien: 1 ou 2 tranches par jour sont suffisantes.

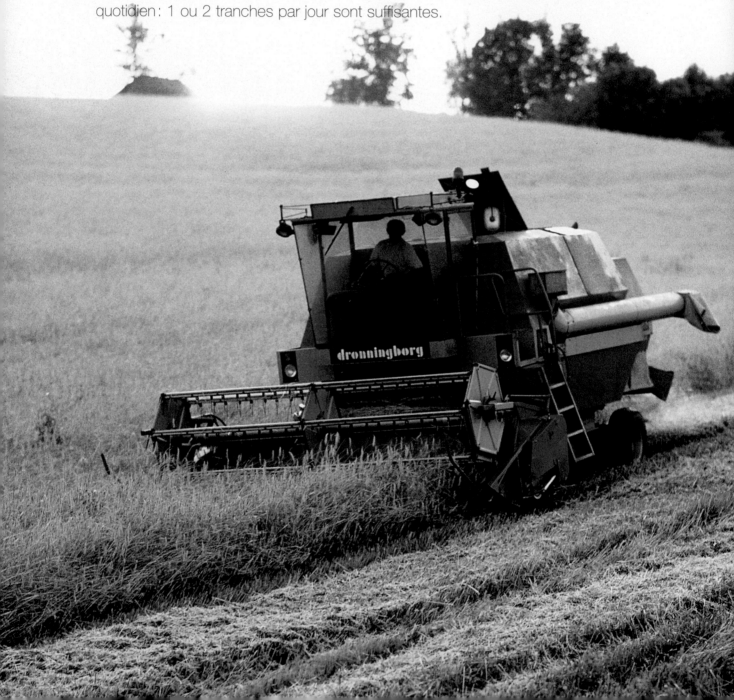

Pain de seigle à la mélasse

Voici un pain tendre au goût sucré. Il accompagne très bien le fromage et est idéal au petit-déjeuner, fraîchement cuit au four ou grillé.

POUR 2 PAINS

50 g (¼ tasse) de levure

500 ml (2 tasses) d'eau tiède

50 ml (¼ tasse) d'huile de colza

100 ml (½ tasse) de mélasse

1 c. à café (1 c. à thé) de sel

400 g (2 ⅔ tasses) de farine de seigle

400 g (2 ⅔ tasses) de farine blanche

Dans un grand saladier, délayez la levure avec l'eau tiède. Ajoutez l'huile, la mélasse, le sel et les farines et mélangez bien les ingrédients. Pétrissez la pâte qui devra être ferme mais un peu humide. Placez-la sous un linge et laissez-la lever 45 minutes.

Divisez ensuite la pâte en deux morceaux et laissez lever encore 30 minutes.

Préchauffez le four à 180 °C (350 °F). Enfournez les deux pains et faites cuire pendant 1 heure.

Laissez refroidir les pains sur une grille.

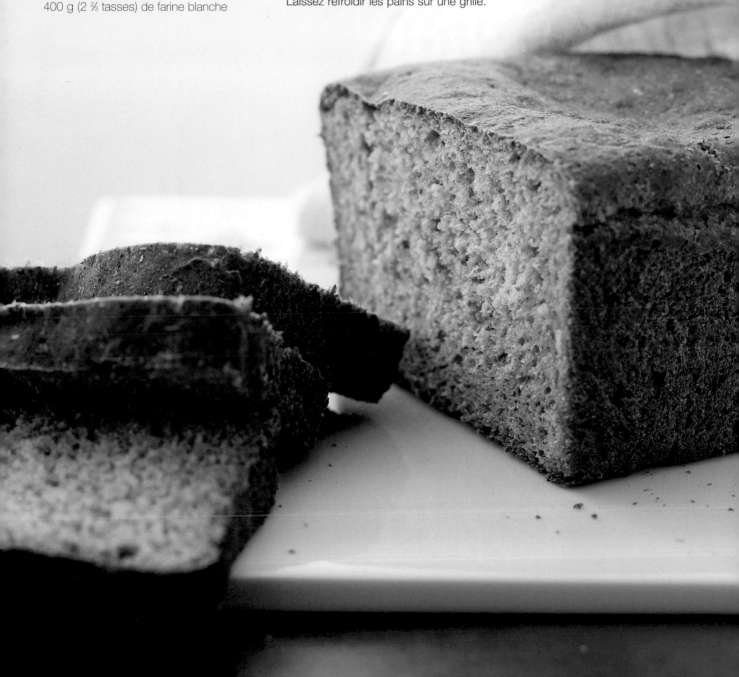

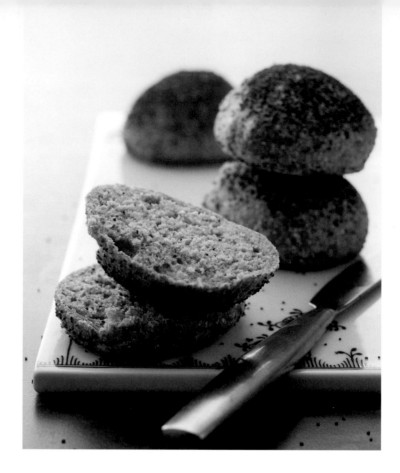

Petits pains de seigle

Ces petits pains peuvent être servis au petit-déjeuner, au dîner ou à l'heure du thé. Vous pouvez aussi confectionner une grande miche que vous ferez cuire 40 minutes au four.

POUR 20 PETITS PAINS

50 g (¼ tasse) de levure fraîche
400 ml (1 ⅔ tasse) de yogourt
4 c. à soupe de miel
100 g (⅔ tasse) de farine d'épeautre
500 g (3 ⅛ tasses) de farine de seigle
200 g (1 ⅛ tasse) de farine blanche
1 c. à soupe de sel
1 œuf battu
graines de pavot

Dans un grand saladier, délayez la levure avec 400 ml (1 ⅔ tasse) d'eau. Ajoutez le yogourt et le miel.

Dans un autre saladier, mélangez les 3 farines et le sel. Versez le tout dans le premier saladier. Remuez bien pendant 5 minutes. Pétrissez ensuite la pâte avec soin sur une surface de travail farinée.

Remettez la pâte dans un saladier, recouvrez-la d'un linge et laissez-la lever pendant environ 1 heure à température ambiante.

Préchauffez le four à 200 °C (400 °F).

Enduisez vos mains de farine et façonnez une vingtaine de petits pains. Disposez-les sur des plaques garnies de papier cuisson. Badigeonnez-les d'œuf battu et parsemez-les de graines de pavot. Faites cuire les petits pains 30 minutes au four. Laissez-les refroidir sur une grille.

CONSEIL Les petits pains se gardent 3 à 4 jours. Ils sont délicieux grillés. Ne mettez jamais votre pain au réfrigérateur, il se dessécherait. Conservez-le dans un placard frais et ombragé ou dans une boîte à pain.

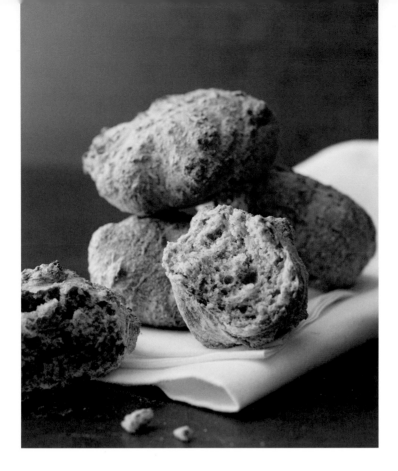

Petits pains express

Cette recette permet de préparer rapidement de délicieux petits pains maison pour les petits-déjeuners de la semaine. Non seulement ils embaument la maison dès le matin, mais, de plus, ils sont bons pour la santé.

POUR 14 À 16 PETITS PAINS

1 ½ c. à café (1 ½ c. à thé) de levure
1 c. à café (1 c. à thé) de sel
1 c. à café (1 c. à thé) de miel
250 g (1 ⅔ tasse) de farine blanche
400 g (2 ⅔ tasses) de farine d'épeautre

La veille au soir (ou au moins 6 heures à l'avance), délayez la levure dans un saladier avec 600 ml (2 ⅓ tasses) d'eau. Ajoutez le sel et le miel. Incorporez les farines et mélangez bien les ingrédients à l'aide d'une cuillère en bois afin d'obtenir une pâte très souple. Recouvrez le saladier d'une pellicule plastique et entreposez toute la nuit au réfrigérateur.

Le lendemain, préchauffez le tour à 225 °C (430 °F). À l'aide de deux cuillères, façonnez quelques petits pains (gardez le reste de pâte pour les autres matins) et disposez-les sur une plaque recouverte de papier cuisson. Enfournez et faites cuire 20 minutes : les petits pains doivent être bien dorés. Pour vérifier leur cuisson, tapotez le dessous avec l'index : ils sonneront creux s'ils sont cuits à point.

Laissez refroidir les petits pains 5 minutes sur une grille avant de les déguster. Procédez ainsi chaque matin jusqu'à ce qu'il ne reste plus de pâte.

Servez les petits pains avec du fromage, de la confiture rhubarbe-fraise (voir page 138) ou une banane.

CONSEIL Confectionnez une pâte souple pour obtenir des petits pains plats et compacts. Une pâte plus ferme donnera des pains qui lèveront davantage et seront plus aérés.

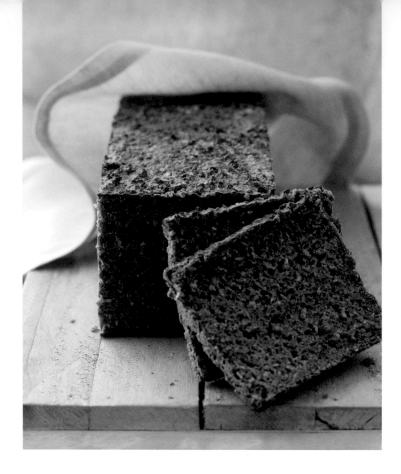

Pain de seigle

Le levain qui est à l'origine de cette recette m'a été donné par un ami il y a plus de vingt ans ! Aujourd'hui, je continue à confectionner ce pain de seigle. J'en ai modifié la recette plusieurs fois au fil des années, en ajoutant un peu de sel, ou de la levure, ou du lait battu.

POUR 1 GRAND PAIN

étape 1 : le levain

220 g (1 ½ tasse) de farine de seigle
300 ml (1 ¼ tasse) de lait battu
1 c. à café (1 c. à thé) de gros sel

Mélangez les ingrédients dans un saladier. Couvrez de papier aluminium et laissez reposer 2 jours à 25-30 °C (77-86 °F). Si la température est trop basse, le levain se dégradera.

étape 2 : la pâte

750 ml (3 tasses) d'eau tiède
1 c. à soupe de sel
375 g (2 ½ tasses) de farine de seigle
375 g (2 ½ tasses) de farine de blé ou de farine d'épeautre fine

Dans un saladier, délayez le levain avec l'eau tiède. Ajoutez le sel et les farines, et mélangez le tout avec une cuillère en bois : la pâte doit être assez liquide. Couvrez d'un linge et laissez la pâte reposer 12 h à température ambiante. Préparez la pâte la veille pour confectionner le pain le lendemain matin.

étape 3 : le pain

250 ml (1 tasse) d'eau tiède
2 c. à café (2 c. à thé) de sel
500 g (3 ⅓ tasses) de seigle complet concassé

Dans le saladier contenant la pâte, ajoutez l'eau, le sel et le seigle. Mélangez l'ensemble des ingrédients avec une cuillère en bois.

Prélevez 3 cuillerées à soupe de pâte et incorporez-y 2 cuillerées à soupe de gros sel. Gardez ce mélange dans un récipient : il vous servira de levain pour votre prochain pain. Conservez-le au réfrigérateur jusqu'à 8 semaines.

Déposez le reste de pâte dans un moule d'une contenance de 3 litres antiadhésif (ou badigeonnez-le d'huile). Couvrez d'un linge et laissez la pâte lever 3 à 6 h, jusqu'à ce qu'elle ait atteint le haut du moule.

Préchauffez le four à 180 °C (350 °F). Enfournez le pain 1 h 45. Sortez-le aussitôt du moule et laissez-le refroidir sur une grille.

Craquelins

Ce pain croustillant est excellent avec du saumon, comme en-cas, au petit-déjeuner ou avec une salade au dîner.

POUR 10 PERSONNES

50 g (¼ tasse) de levure

500 ml (2 tasses) d'eau tiède

400 g (2 ⅔ tasses) de farine blanche

400 g (2 ⅔ tasses) de farine de seigle

1 c. à café (1 c. à thé) de graines
de carvi écrasées

1 c. à café (1 c. à thé) de sel

100 g (⅛ tasse + 2 c. à soupe)
de beurre

Dans un saladier, délayez la levure avec l'eau tiède.

Dans un autre saladier, mélangez les farines avec les graines de carvi et le sel. Incorporez le beurre coupé en petits dés en le mêlant à la farine avec vos doigts, puis ajoutez la levure délayée. Pétrissez ensuite la pâte sur une surface farinée.

Déposez la pâte dans un saladier, recouvrez d'un linge et laissez-la lever 1 heure à température ambiante.

Préchauffez le four à 250 °C (480 °F). Étalez la pâte très finement sur une couche de farine de seigle. Coupez 10 grands disques de pâte au centre desquels vous découperez un petit cercle. Piquez les disques de pâte avec une fourchette.

Disposez les craquelins sur des plaques de cuisson. Enfournez et faites cuire 5 à 7 minutes jusqu'à ce qu'ils soient bien dorés.

Laissez les craquelins refroidir sur une grille. Conservez-les dans un récipient hermétique pour qu'ils restent croustillants.

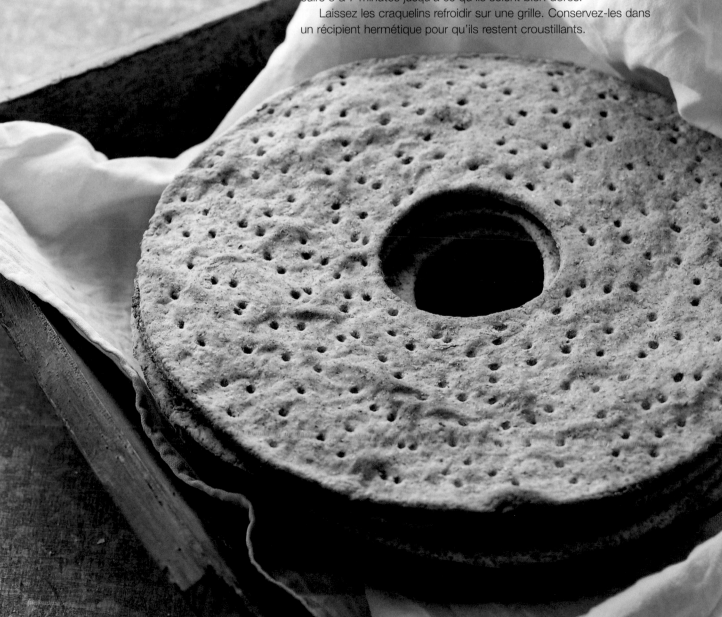

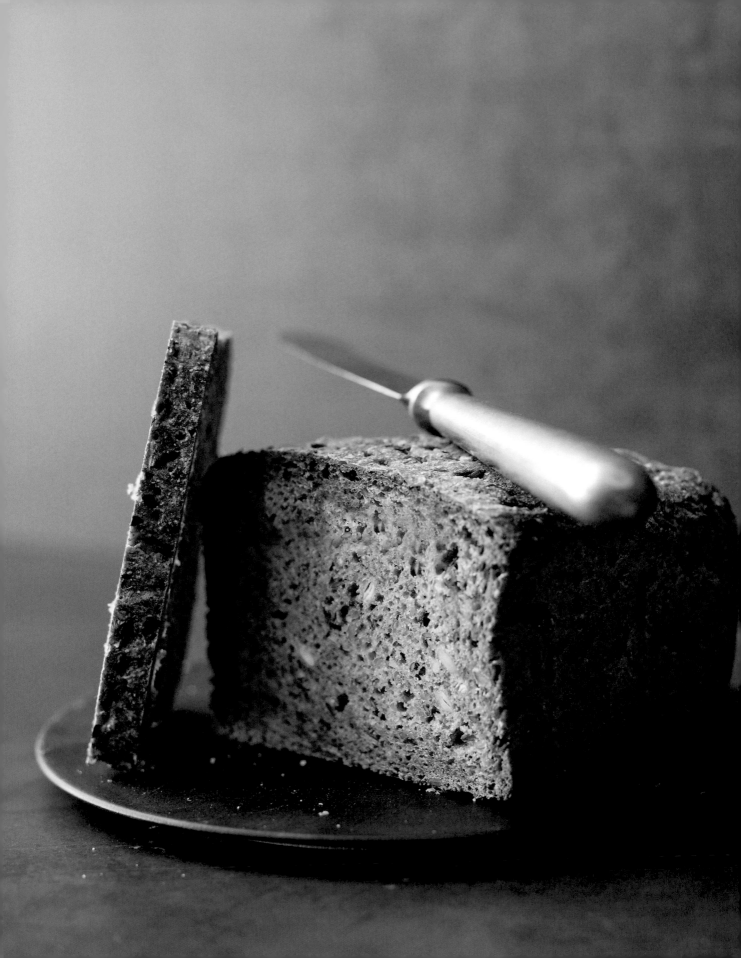

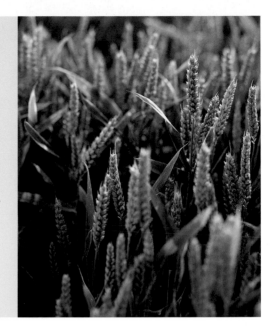

LE SEIGLE contient davantage d'antioxydants et de fibres que le blé, mais moins de gluten. C'est une bonne source de phosphore et de sélénium et une excellente source de manganèse. Il réduit en outre le cholestérol, car il est riche en pentosanes, une forme de fibres solubles qui diminuent l'absorption des graisses et du cholestérol. Le seigle s'adapte à des climats plus froids et à des sols plus pauvres que le blé. Il est cultivé essentiellement en Europe orientale, centrale et septentrionale. Lorsque l'eau s'évapore de la pâte durant la cuisson, le pain de seigle peut devenir très dur. La farine de seigle est donc généralement mélangée à du levain et à d'autres types de farines.

Pain de seigle aux graines de lin et tournesol

Ce pain de seigle contient davantage de graines que le précédent et se révèle donc plus calorique, mais il est encore plus riche sur le plan nutritif.

POUR 2 PAINS

étape 1 : le levain
10 g (2 c. à café/2 c. à thé) de levure
100 ml (⅓ tasse + 4 c. à café/4 c. à thé) de lait battu
100 ml (⅔ tasse) de farine complète

Délayez la levure dans le lait battu. Incorporez la farine. Couvrez le tout de papier aluminium et laissez le levain reposer 2 à 3 jours à température ambiante.

étape 2 : la pâte
750 ml (3 tasses) d'eau tiède
1 c. à soupe de sel
300 g (2 tasses) de seigle complet concassé
75 g (½ tasse) de farine de seigle
100 g (¾ tasse) de graines de lin
375 g (2 ½ tasses) de farine de blé

Dans un saladier, délayez le levain avec l'eau tiède. Ajoutez le sel, le seigle concassé, la farine de seigle et les graines de lin. Mélangez bien, puis ajoutez la farine de blé. Mélangez à nouveau pour obtenir une pâte souple. Couvrez d'un linge et laissez reposer 12 à 16 h à température ambiante.

étape 3 : le pain
250 ml (1 tasse) d'eau tiède
450 g (3 tasses) de farine de seigle
100 g (¾ tasse) de graines de tournesol

Dans le saladier de pâte, ajoutez l'eau tiède et la farine de seigle. Mélangez bien le tout.

Prélevez l'équivalent de 100 ml (⅓ tasse + 4 c. à café/4 c. à thé) de pâte, déposez-la dans un récipient en verre et parsemez-la de gros sel. Couvrez et entreposez au réfrigérateur. Vous disposez maintenant de levain pour préparer un autre pain de seigle : ce levain se conserve jusqu'à 8 semaines.

Incorporez les graines de tournesol au reste de la pâte. Déposez la pâte dans 2 moules d'une contenance de 2,5 kg (5 lb) chacun, préalablement graissés. Recouvrez les moules d'un torchon et laissez la pâte lever 6 h à température ambiante.

Préchauffez le four à 180 °C (350 °F). Piquez la pâte avec une pique à brochette. Enfournez et faites cuire les pains 2 heures.

Laissez les pains refroidir sur une grille.

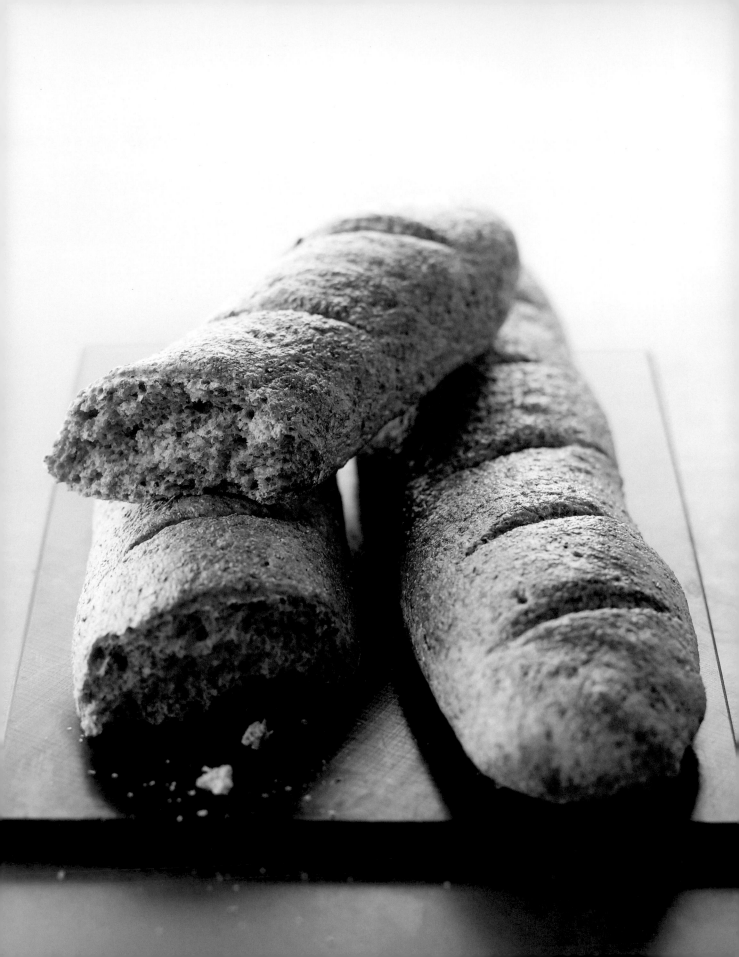

L'épeautre contient plus de fibres et moins de gluten que le blé classique. Préférez une farine d'épeautre complète à une farine raffinée afin de bénéficier des vertus nutritives des fibres. Plus la teneur en fibres de la farine est importante, plus celle-ci sera digeste. L'épeautre est l'ancêtre du blé. Il constituait la base de l'alimentation dans l'Europe médiévale, avant l'apparition de l'agriculture intensive, mais il revient aujourd'hui sur le devant de la scène. Il contient davantage de nutriments que les céréales commercialisées actuellement, et sa teneur naturelle en levures et en bactéries le rend idéal pour préparer un levain.

Baguette d'épeautre

Pour confectionner votre propre baguette, il n'est pas nécessaire d'employer uniquement de la farine blanche. J'utilise également de la farine d'épeautre. Cependant, la farine d'épeautre complète peut être remplacée par de la farine de blé ou de seigle complète.

15 g (3 c. à café/3 c. à thé) de levure
500 ml (2 tasses) d'eau tiède
250 g (1 ⅔ tasse) de farine blanche
500 g (3 ⅓ tasses) de farine d'épeautre
1 c. à soupe de sel
1 œuf battu, pour badigeonner le pain

Dans un grand saladier, délayez la levure avec 4 cuillerées à soupe d'eau tiède. Ajoutez 2 cuillerées à soupe de farine blanche et mélangez le tout pour obtenir une pâte. Recouvrez d'un linge et laissez reposer 20 minutes à température ambiante.

Ajoutez le reste de l'eau dans le saladier et mélangez bien. Incorporez ensuite les deux farines et le sel. Pétrissez soigneusement la pâte sur une surface farinée. Déposez-la à nouveau dans le saladier, recouvrez-la d'un linge et laissez-la lever 1 heure.

Divisez la pâte en 3 morceaux et pétrissez-les de nouveau légèrement. Façonnez 3 longues baguettes et placez-les sur une plaque graissée. Laissez-les lever 20 minutes sous un linge.

Préchauffez le four à 220 °C (425 °F) et placez à l'intérieur un petit récipient d'eau résistant à la chaleur: cela permet d'obtenir des baguettes ayant une croûte croustillante.

Faites quelques petites incisions à la surface des baguettes et badigeonnez-les d'œuf battu. Enfournez et faites cuire 15 minutes. Réduisez ensuite la température du four à 200 °C (400 °F) et laissez les baguettes cuire 10 minutes supplémentaires.

Sortez les baguettes du four et laissez-les refroidir sur une grille.

Pain d'épeautre et sa confiture rhubarbe-fraise

Si vous confectionnez votre propre pain, il ne contiendra pas d'additifs ni trop de sucre. Pourquoi ne pas faire également vous-même vos confitures? Les confitures confectionnées autrefois, avant l'invention du réfrigérateur, permettaient d'employer les petits fruits au moment de leur récolte. Pour que la confiture se conserve, il fallait y ajouter une grande quantité de sucre. Aujourd'hui, cela n'est plus nécessaire, car elle peut être entreposée au réfrigérateur. La confiture est meilleure lorsqu'elle n'est pas trop sucrée: son goût fruité est alors plus prononcé.

POUR 1 PAIN

30 g (6 c. à café/6 c. à thé) de levure

1 c. à soupe de fleur de sel

3 c. à soupe d'huile de colza

100 g (1 tasse) de flocons d'avoine

500 g (3 ⅓ tasses) de farine d'épeautre

Pour la confiture rhubarbe-fraise (pour environ 600 g (1 ⅔ tasse))

1 gousse de vanille entière

300 g (1 ½ tasse) de fraises fraîches
 ou surgelées

300 g (1 ½ tasse) de rhubarbe coupée
 en petits morceaux

100 g (½ tasse) de sucre brut bio

Préparez la confiture: fendez la gousse de vanille et déposez-la dans une casserole avec les fraises, la rhubarbe et le sucre. Faites bouillir le tout 15 minutes en ajoutant éventuellement un peu d'eau si les fruits se dessèchent. Répartissez la confiture chaude dans des pots stérilisés et fermez-les hermétiquement. Conservez les pots au réfrigérateur.

Dans un saladier, délayez la levure avec 500 ml (2 tasses) d'eau froide, puis ajoutez le sel et l'huile. Mélangez le tout, puis incorporez les flocons d'avoine et la farine. Mélangez de nouveau les ingrédients avec soin pendant 5 minutes.

Huilez légèrement un moule rond de 24 cm (9 po) de diamètre ou un moule à pain d'une contenance de 2 litres (8 tasses). Placez la pâte dans le moule et laissez-la lever 4 h dans votre cuisine.

Préchauffez le four à 200 °C (400 °F). Enfournez et faites cuire pendant 1 heure. Laissez le pain refroidir sur une grille.

Servez le pain avec la confiture; il est inutile d'ajouter du beurre.

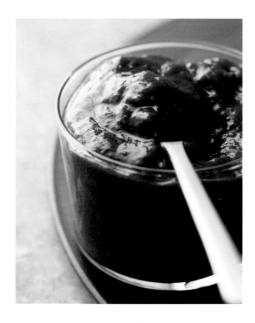

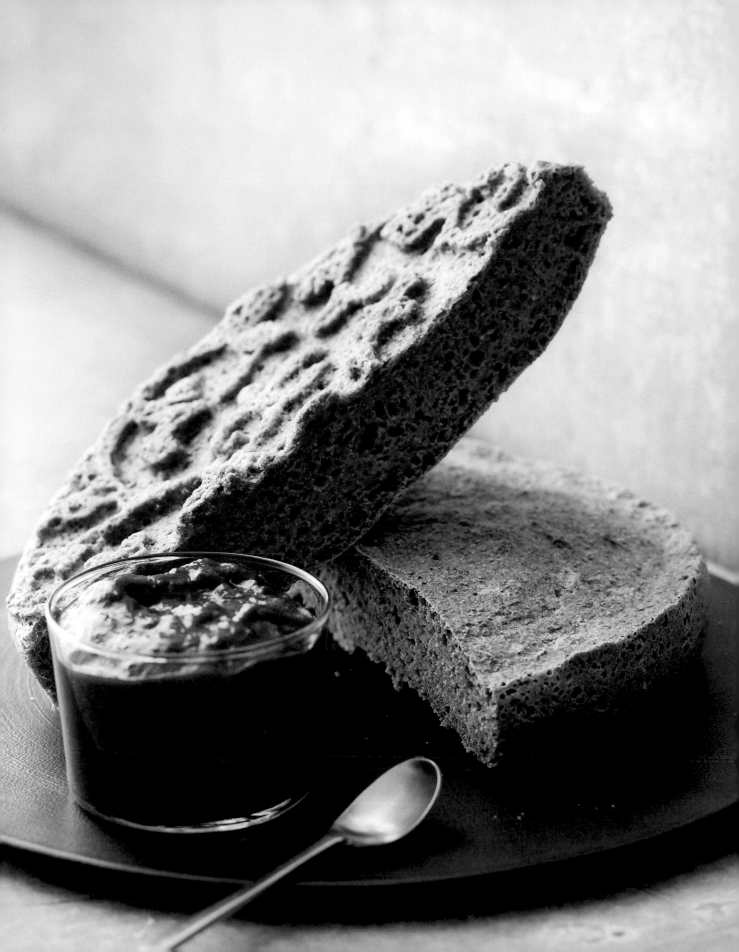

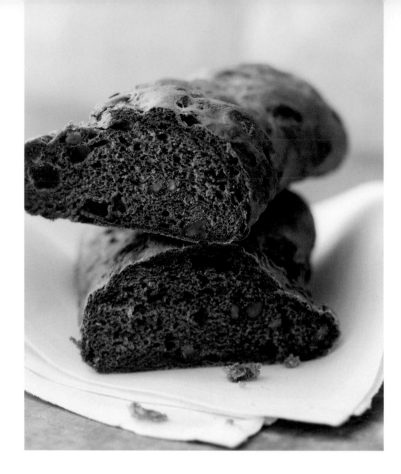

Pain au malt, aux noix et aux fruits séchés

Ce délicieux pain sucré contenant des noix et des fruits séchés est très nourrissant et délicieux avec du fromage.
À déguster également avec le thé de l'après-midi.

POUR 2 PAINS

50 g (¼ tasse) de levure

600 ml (2 ⅓ tasses) d'eau tiède

200 ml (¾ tasse) de yogourt maigre

2 c. à soupe de miel

2 c. à soupe de farine de malt

800 g (7 ⅓ tasses) de farine blanche

100 g (½ tasse) d'abricots séchés, hachés

100 g (½ tasse) de dattes séchées, hachées

100 g (1 tasse) de cerneaux de noix hachés

2 c. à café (2 c. à thé) de sel

Dans un grand saladier, délayez la levure avec l'eau tiède. Ajoutez le yogourt et le miel.

Dans un autre saladier, mélangez les farines, les fruits séchés, les noix et le sel. Versez le tout dans le premier saladier et mélangez bien les ingrédients pour obtenir une pâte homogène et lisse.

Pétrissez la pâte pendant 5 minutes sur une surface farinée. Placez-la dans le saladier, recouvrez d'un torchon et laissez-la lever 1 heure.

Façonnez 2 miches de pain et déposez-les sur une plaque garnie de papier cuisson. Recouvrez-les d'un linge et laissez-les lever 30 minutes supplémentaires.

Préchauffez le four à 200 °C (400 °F). Enfournez les pains levés et faites-les cuire 40 minutes. Laissez-les refroidir sur une grille.

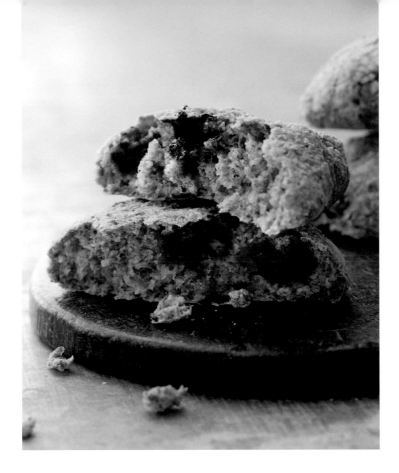

Petits pains aux bleuets

Ces petits pains sucrés au goût de noisette sont pratiques à emporter lorsqu'on a besoin d'un petit en-cas énergétique.

POUR ENVIRON 20 PETITS PAINS

50 g (¼ tasse) de levure
700 ml (2 ¾ tasses) d'eau tiède
1 c. à café (1 c. à thé) de sel
1 c. à soupe de miel
100 g (1 tasse) de flocons d'avoine
500 g (3 ⅓ tasses) de farine complète
200 g (1 ⅓ tasse) de farine blanche
100 g (1 tasse) de bleuets
100 g (1 tasse) de cerneaux de noix
    grossièrement hachés
100 g (1 tasse) de noisettes
    grossièrement hachées

Dans un grand saladier, délayez la levure avec l'eau, puis ajoutez le sel et le miel.

Dans un autre saladier, mélangez les flocons d'avoine et les farines. Versez le tout dans le premier saladier. Ajoutez les bleuets, les noix et les noisettes. Mélangez bien à l'aide d'une cuillère en bois. Pétrissez doucement la pâte quelques minutes. Recouvrez-la d'un torchon et laissez-la lever 1 heure.

Façonnez environ 20 petits pains et déposez-les sur une plaque garnie de papier cuisson. Recouvrez-les d'un linge et laissez-les lever 30 minutes supplémentaires dans un endroit tiède.

Préchauffez le four à 200 °C (400 °F). Badigeonnez d'eau les petits pains et faites-les cuire 25 à 30 minutes au four. Laissez-les refroidir sur une grille.

Index

Catalogage avant publication de Bibliothèque et Archives
nationales du Québec et Bibliothèque et Archives Canada

Hahnemann, Trina
    La diète scandinave
    Traduction de: *The Nordic diet*.
    Comprend un index.

    ISBN 978-2-7619-3083-3

1. Régimes amaigrissants - Recettes. 2. Cuisine santé. 3.
Cuisine scandinave. I. Titre.

RM222.2.H3314 2011   641.5'635   C2011-941018-4

Suivez les Éditions de l'Homme sur le Web
Consultez notre site Internet et inscrivez-vous à l'infolettre pour
rester informé en tout temps de nos publications et de nos
concours en ligne. Et croisez aussi vos auteurs préférés et
l'équipe des Éditions de l'Homme sur nos blogues !
EDITIONS-HOMME.COM

Imprimé en Chine

05-11

© 2010, Trina Hahnemann (texte)
© 2010, Lars Ranek (photos)
© Quadrille Publishing Limited (design)

Traduction française :
© 2011, Les Éditions de l'Homme,
division du Groupe Sogides inc.,
filiale du Groupe Livre Quebecor Media inc.
(Montréal, Québec)

Tous droits réservés

L'ouvrage original a été publié
par Quadrille Publishing Limited,
sous le titre *The Nordic Diet*.

Dépôt légal : 2011
Bibliothèque et Archives nationales du Québec

ISBN 978-2-7619-3083-3

DISTRIBUTEUR EXCLUSIF :

Pour le Canada et les États-Unis :
MESSAGERIES ADP*
2315, rue de la Province
Longueuil, Québec J4G 1G4
Téléphone : 450 640-1237
Télécopieur : 450 674-6237
Internet : www.messageries-adp.com
* filiale du Groupe Sogides inc.,
    filiale du Groupe Livre Quebecor Media inc.

Gouvernement du Québec – Programme de crédit
d'impôt pour l'édition de livres – Gestion SODEC –
www.sodec.gouv.qc.ca

L'Éditeur bénéficie du soutien de la Société de
développement des entreprises culturelles du
Québec pour son programme d'édition.

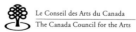
Le Conseil des Arts du Canada
The Canada Council for the Arts

Nous remercions le Conseil des Arts du Canada de
l'aide accordée à notre programme de publication.

Nous reconnaissons l'aide financière du
gouvernement du Canada par l'entremise du Fonds
du livre du Canada pour nos activités d'édition.